住院医师临床决策图表解丛书

心脏病学临床决策图表解

Cardiology Clinical Questions

约翰·P·希金斯

〔美〕　　阿西夫·阿里　　主编

大卫·M·菲尔索夫

李广平　　主译

U0339966

天津出版传媒集团

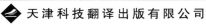

天津科技翻译出版有限公司

著作权合同登记号：图字：02-2013-48

图书在版编目（CIP）数据

心脏病学临床决策图表解/（美）希金斯（Higgins, J. P.），（美）阿里（Ali, A.），（美）菲尔索夫（Filsoof, D. M.）主编；李广平等译. —天津：天津科技翻译出版有限公司，2013.7（2015.6 重印）
（住院医师临床决策图表解丛书）
书名原文：Cardiology Clinical Questions
ISBN 978-7-5433-3238-6

Ⅰ.①心…　Ⅱ.①希…　②阿…　③菲…　④李…　Ⅲ.①心脏病—诊疗—图解　Ⅳ.①R541-64

中国版本图书馆 CIP 数据核字（2013）第 117579 号

John P. Higgins, Asif Ali, David M. Filsoof
Cardiology Clinical Questions
ISBN: 0-07-174898-9
Copyright © 2012 by The McGraw-Hill Companies, Inc. All rights reserved.
This authorized Chinese translation edition is jointly published by McGraw-Hill Education (Asia) and Tianjin Science & Technology Translation & Publishing Co.,Ltd. This edition is authorized for sale in the People's Republic of China only, excluding Hong Kong, Macao SAR and Taiwan.
Copyright © 2013 by The McGraw-Hill Education (Singapore) Pte. Ltd. and Tianjin Science & Technology Translation & Publishing Co.,Ltd.
版权©2013 由麦克劳-希尔教育出版公司与天津科技翻译出版有限公司所有。
本书封面贴有 McGraw-Hill Education 公司防伪标签，无标签者不得销售。

授权单位：McGraw-Hill Education（Asia）Co.
出　　　版：天津科技翻译出版有限公司
出 版 人：刘 庆
地　　　址：天津市南开区白堤路 244 号
邮政编码：300192
电　　　话：(022)87894896
传　　　真：(022)87895650
网　　　址：www. tsttpc. com
印　　　刷：高教社（天津）印务有限公司
发　　　行：全国新华书店
版本记录：787×1092　32 开本　10 印张　150 千字
　　　　　　2013 年 7 月第 1 版　2015 年 6 月第 2 次印刷
　　　　　　定价：38.00 元

（如发现印装问题，可与出版社调换）

译校者名单

主　译　李广平

副主译　许　纲　郑心田　富华颖
　　　　　刘　彤　陈康寅　刘恩照

译　者　(按姓氏汉语拼音排序)
　　　　　陈延勋　劳　咪　李虹敏
　　　　　牛雪凝　祁伶珊　上官文锋
　　　　　邵清淼　师　文　张　坤
　　　　　张恩圆　张其同　张圣洁
　　　　　赵艳淑

顾　问

Faiyaz Physician, Department of Family Medicine
The Toledo Hospital
Family Medicine
Toledo, Ohio

Sajid A, MD
Department of Internal Medicine
St.John Hospital and Medical Center
Grosse Pointe, Michigan

Mohammad Ghalichi, MD
Senior Advisory Editor
Department of Iinternal Medicine—Cardiology
University of Texas at Houston
Houston, Texas

Brian E.Gulbis, PharmD
Cardiovascular Clinical Pharmacist
Memorial Hermann Texas Medical Center
Houston, Texas

中文版前言

医学发展到今天,既有无所不能的惊叹,更有无力为之的遗憾。现代生命科学的不断发展将彻底改变人们的生活,甚至改变人类社会发展的轨迹。有关心脏病学方面发表的文献和著作,比以往的任何时候都令人迷惘,因为我们即使是最勤奋的读者,也无法一瞥心脏病领域所有的惊世之作,我们只能乘上浩瀚大海的一叶之舟。

医者,永远探究无止境。因为生命和社会的、心理的模式不断发生着变化,人们从简单的阴阳五行和朴素的唯物主义,夹杂着唯心主义的杂念,已经开始认识到了细胞的内部,认识了蛋白质的本质。人类对生命起源密码的破译,既可能是人类征服规律的拐点,也可能是宇宙生命规则为之愤怒而归咎人类的罚点。世界是可知的,又是不可知的。人类就像一个对外部世界充满好奇的孩童,不断探知他周围的事物,但是可能也会出于好奇而打开那个潘多拉的盒子。

说到这里,似乎扯远了。我是想说,我们不可能甄读所有的心脏病学巨著,但我们可以一领其捷径。这里说的捷径,不是投机取巧,尽管当下的投机取巧有些市场。我们希望有一本小册子,放在口袋里,成为我们查阅相关临床问题的袖珍字典,既前沿,又简单、明了、方便、实用。

《心脏病学临床决策图表解》(原著名:*Cardiology Clinical Questions*) 就是这样一本"袖珍字典"。天津医科大学第二医院心脏科的医生将这本"字典"翻译成册以飨读者,希望其成为临床心脏病工作者的小帮手和手边的工具书。在翻译过程中,我们尽可能忠实于原文,反映原著的精妙之处。但是由于译者的水平所限,难免有疏漏之处,敬请读者批评指正。

如果这本手册能成为您在学习心脏病学的无限烟海中的一粟,则不负原著者的笔墨和译者的苦心。

2013 年 5 月 22 日在赴吕梁的公路上

前　言

约翰·P·希金斯(John P. Higgins)教授多年来一直担任心脏病科的会诊工作,他在工作中发现,随着医学知识的不断更新,同样的问题会有不同的答案。同时他也注意到许多医学生、住院医师、心脏专科医师、主治医师很难将最新的知识应用于临床实践中。那些对临床实践真正有价值的信息虽然并不难得到,但总是被埋没在众多论文和研究报告中。此外,相关指南、书籍、软件都是按照主题词排列的,而本书则以常见问题(FAQ)进行编排。本书将多种相关内容进行重新组织、整理、综合,以速查手册的方式将临床问题的全貌呈现在读者面前,旨在改变临床医师诊治疾病的思路。

阿西夫·阿里(Asif Ali)教授运用其在医学动画教学及信息技术方面的专业知识设计了本书的形式和布局。大卫·M·菲尔索夫(David M. Filsoof)为本书增加了相关问题并对各章节进行了修订。

编者们坚信所有正确的诊断都有赖于全面而系统的的信息检索。完成该过程需要以下途径:

提出问题→收集资料→整理资料→解决问题

这一过程可以通过书本、电脑、掌上电脑等工具来实现。本书分为9个部分:

- 诊断性检查
- 急性冠状动脉综合征
- 瓣膜疾病
- 其他心脏疾病

●心血管相关检查

●心律失常

●先天性心脏病

●心力衰竭与高血压

●药物治疗

本书各章节是根据作者收集的大量心脏病学临床问题(以及答案)编排的。这些问题是过去几年编者们在波士顿退伍军人管理局和三所德克萨斯州医院(私立教学医院、县医院、肿瘤专科医院)工作时经常被问到的问题。

尽管本书也涉及了几个需要专科转诊和手术的临床情况,但是我们仍坚持将非侵入性检查方法作为金标准进行诊断,以及使用常用药物作为处理临床问题的方法。目的是使临床医生能够更快、更好地为患者制订最佳的处理方案。本书作者从大量的信息中去粗取精,保留有用信息,方便读者使用。

1995 年哈佛商学院的科雷顿·M·克里斯滕森 (Clayton M. Christensen)教授和约瑟夫·鲍尔(Joseph Bower)教授提出了"颠覆性技术"这一概念,2003 年克里斯滕森将其改为"颠覆性创新"。这种商业模式旨在运用市场尚未出现的方式为更广泛的客户提供全新的、更好的服务,正因为如此,其所具有的影响力威胁到了现有的商业运行模式。我们相信本书便具有这样的颠覆性创新精神!我们提出的模式致力于模拟会诊过程,教会读者直接提出能够获取重要信息的问题,然后列出解决问题的步骤。

每个问题的"关键概念"部分描述并定义了解决该问题的主要决定因素。这为搜集相关信息做好了准备。"病史"和"体格检查"部分重点阐述与临床问题相关的病史和体征。"心电图"、"影像"、"实验室检查"部分重点讲述那些能够帮助缩小鉴别诊断范围的检查结果和诊断试验。"综合分析"部分将信息加以整理浓缩,用于其后的等式中。"点睛"部分则将"综合分析"写成公式,使解决方案更加清楚,便于医生迅速处理病情。"关键点"部分提供了与会诊问题相关的真实信息,帮助医生了解该问题的关键所在。"讨论"部分回顾了公式中经常被问及的关键词条。"禁忌证"部分提醒会诊医生在回答问题及提出建议时应注意的征象。"参考文献"部分列出了编写该节所参考的循证医学资料。这几部分的编排旨在为临床医生提供一个循序渐进、有效解决问题的方法。而且本书参考了最新指南及专家共识,为医生提供了最新、最前沿的医学信息。除此以外,本书通过告知医生其所需解决问题的关键信息,指导其使用公式,快速得到答案,为其节省时间。打个比方,假设海滩上有100颗珍珠,这100颗珍珠代表对于问题的阐述。但是不需要将这100颗珍珠全部捡起,我们只需指出其中你所需要的10颗珍珠并帮你找到它们。然后,告诉你该如何将这10颗珍珠穿成一串珍珠项链,即问题的答案。在决策过程中使用重要资料,不仅节省时间,还避免了无关信息的干扰。

　　我们相信本书能使医学生、实习生、住院医师、心脏专科医师、助理医师及主治医师在遇到心脏病常见问题时能更迅速地找到正确的解决方法,尤其当他们在住院部工作时。我们衷心希望这本书有助于为患者提供更快捷、质量更高的医疗服务。

约翰·P·希金斯

阿西夫·阿里

大卫·M·菲尔索夫

致　谢

借用莎士比亚的一句话，我要感谢舞台上的所有演员：感谢我的学生和同事，他们给了我灵感；感谢我的兄弟姐妹（Michael,Kathy,Paul），他们鼓舞了我；感谢我的父母（Daniel,Patricia），他们灌输给我学习的乐趣；感谢我的灵魂伴侣（Catherine），她每天都给予我爱和鼓励。上述所有人在本书的创作过程中都发挥了重要作用，感谢你们所做的贡献，我爱你们。

——约翰·P·希金斯

我要感谢我的父母（Fred,Mahanz）和兄弟（Nader），他们在我身边一直支持我，始终是我灵感、爱与赞美的源泉。我也要感谢 Catalin Loghin，感谢他多年来辛勤教导我心脏病学方面的知识，同时他也是我爱岗敬业的楷模。

——大卫·M·菲尔索夫

目　录

第 **1** 章

诊断性检查

患者是否需要做电生理检查?

关键概念	在决定患者是否需要做电生理检查之前,先要判断其传导阻滞的类型。
病史	现病史:心脏骤停,心悸,呼吸困难,晕厥,疲劳,头晕的发作。 既往史:心脏骤停,房室传导阻滞,房颤,房扑,室性心动过速。
心电图	P 波缺如,双相"锯齿状"扑动波,窄 QRS 波,延长且固定时程的 PR 间期后出现的 P 波未能下传心室,P 波与 QRS 波分离。
综合分析	**EP**=建议患者行电生理检查。 **RS**=患者存在反复发作的不明原因的晕厥。 **SND**=患者存在窦房结功能障碍。 **S-AVB**=可疑房室传导阻滞,且患者有自觉症状(心悸,呼吸困难,晕厥,头晕)。 **IVCD**=室内传导延迟,且患者有自觉症状(心悸,呼吸困难,晕厥,头晕)。 **NCT**=窄 QRS 波心动过速。 **WCT**=宽 QRS 波心动过速。 **SRCA**=没有可逆病因的心脏骤停幸存者。 **C-ABL**=症状性房室结折返性心动过速,症状性房性心律失常,或是存在室性心动过速需要射频消融治疗。

点睛	RS=EP SND=EP S−AVB=EP IVCD=EP NCT=EP WCT=EP SRCA=EP C−ABL=EP
讨论	电生理检查有重要的诊断价值，可以确定心律失常的发生机制，确定药物、器械或者导管消融治疗是否合适。
关键点	电生理检查中最常见的心律失常是室性心动过速，其最重要的预测指标是射血分数<40%。
参考文献	1）Tracy CM, et al. American College of Cardiology/American Heart Association Clinical Competence Statement on Invasive Electrophysiology Studies, Catheter Ablation, and Cardioversion. Circulation. 2000; 102: 2309.

何时需要进行负荷试验?

关键概念	负荷试验用于冠心病的诊断及预后判断,它是通过运动(平板,踏车)或者应用药物(腺苷,双嘧达莫,多巴酚丁胺)来完成的。
病史	患者有明确或可能的缺血性心脏病史,或是存在药物可以控制的稳定型心绞痛,最重要的临床表现是胸痛。
体格检查	确定患者是否耐受运动,或者需要药物来完成负荷试验。
心电图	三个连续心搏 J 点压低≥0.1mV 和(或)ST 段变化幅度>1 mV/s(运动中)。
影像	超声心动图检查左室射血分数,是否存在室壁运动异常,心室肥厚。
综合分析 (续下页)	**CAD**=冠心病。根据患者的年龄、性别、症状推测其患冠心病风险为中度。 **RA**=对有症状的冠心病患者进行风险评估及预后判断,冠心病的初始评估,临床状态的变化,无症状的不稳定型心绞痛。 **POST–MI**=心肌梗死后进行负荷试验。出院前的预后评估或对药物治疗的评估,活动指导,康复指导。 **CARDIO**=心肺运动测试。评价运动耐量及对治疗的反应,并且区别运动能力受限是心源性的还是肺源性的。

 综合分析 （接上页）	**REVASC**=血管再通之前及之后。血管再通前存在缺血证据，血管再通后评价提示再发缺血的症状。 **ST**=建议患者行运动负荷试验。
E 点睛	**CAD=ST** **RA=ST** **POST−MI=ST** **CARDIO=ST** **REVASC=ST**
 讨论	● 负荷试验可以通过诱发冠状动脉缺血推测冠心病的发病可能性及程度，最终指导治疗。 ● 敏感性为 60%~70%，特异性为 60%~80%。 ● 可疑冠心病并有缺血症状的患者应该进行负荷试验来推测心脏事件发生的可能性。对于没有危险因素、没有冠心病及瓣膜性心脏病病史，且缺乏症状的患者，并无常规进行负荷试验的指征。冠心病相关风险很低的患者也不应考虑行此试验，因其假阳性可能较高，可能导致患者行进一步的检查（通常为有创检查），从而使患者经受不必要的伤害。

关键点	禁忌证： 绝对禁忌证——心肌梗死活动期，不稳定型心绞痛，未得到良好控制的心律失常，有症状的严重主动脉瓣狭窄，主动脉夹层，失代偿性心力衰竭，肺栓塞，心肌心包炎。 相对禁忌证——左主干病变，狭窄性瓣膜疾病，电解质紊乱，高血压>200mmHg，肥厚型梗阻性心肌病，房室传导阻滞。
参考文献	1）Fraker TD Jr, et al. 2007 chronic angina focused update of the ACC/AHA 2002 Guidelines for the management of patients with chronic stable angina. Circulation. 2007; 116:2762. 2）Lee TH, et al. Noninvasive tests in patients with stable coronary artery disease. N Engl J Med. 2001; 344:1840.

行心肌灌注显像检查的指征包括哪些?

 关键概念	心肌灌注显像通过向患者体内注射能够与某些组织(心肌)特异性结合的放射性核素来提供心肌的三维信息,包括心动周期中各段的心肌灌注情况、心肌厚度、收缩性、每搏输出量、射血分数和心输出量。
病史	患者有胸痛、心律失常和急性冠状动脉综合征的表现,或者为了病情评估及危险分层。 既往史:高血压,主动脉夹层,肾衰竭,肝硬化,先天性心脏病,肥厚型梗阻性心肌病,原有心肌梗死病史,冠心病病史。
 综合分析 (续下页)	**MPI**=建议患者行心肌灌注显像检查。 **EVAL**=对胸痛/急性胸痛/新发生的心力衰竭进行评价:对于不能运动或出现无法解释的心电图表现(无 ST 段抬高)且心肌酶检查无异常的患者,预计冠心病风险为中度到高度。 **DETECT**=检测冠心病:适用于中度冠心病患病风险(Framingham 风险评分)。未进行过冠心病风险评估以及不准备进行心脏导管检查的患者。 **RISK-ASS**=风险评估:适用于飞行员、高危冠心病风险(Framingham 风险评分)。已通过导管检查或既往 SPECT 检查确诊冠心病患者,未行再血管化治疗或症状加重;或者距上次风险评估时间大于两年的冠心病患者;Agatston 评分>400;意义不明的狭窄;中度 Duke 平板运动积分;中高危手术术前评估有中度围术期风险或者运动耐量显著下

 综合分析 （接上页）	降(<4 个代谢当量);进行了溶栓治疗但不准备行导管介入治疗的血流动力学稳定的 ST 段抬高型心肌梗死患者;不准备行早期介入治疗的非 ST 段抬高型心肌梗死患者;再血管化后胸痛;再血管化大于 5 年的患者。 **ISCH−VIAB**=对存活心肌/缺血情况的评估:进行了导管介入治疗的冠心病患者，适合行导管介入治疗的患者。 **LVFUNC**=评估心室功能:应用心脏毒性药物(如多柔比星)时基础及连续的非诊断性超声检查。
点睛	**EVAL=MPI** **DETECT=MPI** **RISK−ASS=MPI** **ISCH−VIAB=MPI** **LVFUNC=MPI**
讨论	有合适的指征也并不意味着心肌灌注显像是患者的首选检查。这里没有列出具体的操作规程，因为其因人而异并取决于特定的临床状况。主要的适应证包括诊断冠心病，对有阳性病史的患者进行冠心病的确诊和程度分级，对有急性冠状动脉综合征或心肌梗死危险的患者进行危险度分层，以及对介入后心脏功能的评价。
关键点 （续下页）	●检测心肌缺血的敏感性为 85%,特异性为 72%。 ●如果部分心肌呈现出示踪剂的固定减少，即使在静息状态下也未见增加，这样的固定缺损最可能代表相应心肌瘢痕化或低灌注心肌。

关键点 (接上页)	●一些可能改变运动时心率和血压的药物，如钙通道阻滞剂、β-受体阻滞剂，应该在心肌灌注显像之前停用。 ●不良结果包括放射源或对比剂暴露带来的风险以及显像效果不理想。 ●心肌灌注显像检查的禁忌证包括不稳定型心绞痛，2～4 天内的急性心肌梗死，未控制的高血压，未治疗的危及生命的心律失常，失代偿充血性心力衰竭，高度房室传导阻滞，急性心肌炎，急性心包炎，严重的二尖瓣或主动脉瓣狭窄，严重的梗阻性心肌病，以及急性系统性疾病。
参考文献	1) ACCF/ASNC Appropriateness Criteria for Single-Photon Emission Computed Tomography Myocardial Perfusion Imaging. J Am Coll Cardiol. 2005; 46:1587-1605. 2) Ritchie J, Bateman TM, Bonow RO, et al. Guidelines for clinical use of cardiac radionuclide imaging. A report of the AHA/ACC Task Force on Assessment of Diagnostic and Therapeutic Cardiovascular Procedures. Committee on Radionuclide Imaging, developed in collaboration with the American Society of Nuclear Cardiology. Circulation. 1995; 91: 1278-1303. 3) Schlant RC, Friesinger GC, Leonard JJ. Clinical competence in exercise testing. A statement for physicians from the ACP/ACC/AHA Task Force on Clinical Privileges in Cardiology. J Am Coll Cardiol. 1990;16:1061-1065. 4) Updated imaging guidelines for nuclear cardiology procedures, part 1. J Nucl Cardiol.2001; 8(1): G5-G58.

是否建议患者行冠状动脉造影检查?

关键概念	是否建议患者行冠状动脉造影检查取决于心肌缺血的程度和临床症状。
病史	现病史:患者存在胸痛或心肌缺血证据。 既往史:冠心病,充血性心力衰竭,心肌梗死,先天性心脏病,心绞痛。 手术史:经皮冠状动脉介入治疗,瓣膜修补术。
心电图	ST 段抬高,ST 段压低,深 Q 波(>1mm),R 波递增不良,左束支传导阻滞。
影像	超声心动图:左室射血分数<35%,室壁运动异常,左室扩大。
综合分析 (续下页)	**CA**=建议行冠状动脉造影,并可能需要进行介入治疗。 **SAML**=稳定型心绞痛但是伴随着体力活动明显受限,如行走 2 个街区或者爬一层楼就会出现胸部不适。 **UA**=难以用药物控制的不稳定型心绞痛或者病情稳定后反复发作,胸痛>20 分钟,ST 段改变≥1mm,病理性 q 波,肺水肿,或年龄>65 岁。 **RVS**=冠状动脉介入治疗 24 小时内急性支架闭塞和(或)冠状动脉介入治疗后 9 个月内再发心绞痛或者 HR。 **AMI 1**=ST 段抬高型心肌梗死发生 12 小时内或者心肌缺血症状持续超过 12 小时,冠状动脉造影检查应该尽快完成(从进入诊室到进行导管检查的时间<90 分钟)。

综合分析 （接上页）	**AMI 2**=ST 段抬高型心肌梗死发作 36 小时内的年龄小于 75 岁的患者,若出现心源性休克,可以于休克发生 18 小时内行血管再通。 **AMI 3**=有持续发作的缺血症状,伴或不伴有心电图改变；在心肌梗死后恢复过程中轻度活动就诱发心肌缺血；小运动量就会引起心肌缺血症状并伴有心电图改变(ST 段压低≥1mm)或伴有影像学异常。 **AMI**=AMI1,AMI2, 或 AMI3。 **CHFI**=由伴心绞痛的收缩功能障碍引起的充血性心力衰竭,局部室壁运动异常,或考虑行血管再通治疗时,有心肌缺血证据。 **VLV**=瓣膜手术前有胸部不适症状, 无创影像检查提示心肌缺血,多个冠心病危险因素,或伴冠状动脉栓塞的感染性心内膜炎。 **CHDI**=有胸部不适症状或者冠心病证据的先天性心脏病患者外科手术前；发生不能解释的心脏骤停的年轻患者;或者冠状动脉发育异常(先天性冠状动脉狭窄,动静脉窦)外科手术前。
E **点睛**	**SAML=CA** **UA=CA** **RVS=CA** **AMI=CA** **CHFI=CA** **VLV=CA** **CHDI=CA**

讨论	冠状动脉造影用于明确冠状动脉阻塞的严重程度及冠心病的程度。存在不良心脏事件发生风险的患者应该行冠状动脉造影确定合适的治疗方式。
禁忌证	如可能出现由对比剂导致肾衰竭的风险，应该在冠状动脉造影前以 75mL/h 的速度静脉输入 0.45% 的盐水以达到水化目的。
关键点	冠状动脉造影过程中死亡、心肌梗死或者其他主要血管栓塞事件发生的风险小于 2%。
参考文献	1) Scanlon P, et al. ACC/AHA guidelines for coronary angiography. J Am Coll Cardiol. 1999; 33:1756–1824.

何时建议患者行超声心动图检查? 应选择哪种类型?

关键概念	超声心动图是一种用来评价心脏结构、功能及病理特征的影像学检查。
病史	现病史:患者有胸痛、心律失常、心脏杂音、呼吸困难表现,或进行基础心功能评价。 既往史:高血压,冠心病,心肌梗死,充血性心力衰竭,瓣膜疾病,先天性心脏病,心肌病。 个人史:饮酒史,吸烟史。 家族史:马方综合征,肥厚型心肌病。
体格检查	新出现的杂音,颈静脉压升高,显著的右室抬举样搏动,腹部血管杂音。
综合分析 (续下页)	**TTE**=经胸超声心动图。 **TEE**=经食管超声心动图。 **STE**=负荷超声心动图。 **GSAF**=大体结构和功能=由心脏原因引起的症状,疑似冠心病,疑似先天性心脏病,持续或非持续的室速或室上速,心肌梗死后心功能评价,肺动脉高压。 **ACUTE**=紧急处理=血流动力学不稳定,评价心电图及实验室检查无诊断意义的患者胸痛原因,疑似心源性的呼吸衰竭,心肌梗死并发症,确诊或疑似肺栓塞的指导治疗。 **VALV**=瓣膜功能=对出现心脏杂音疑似瓣膜病变的患者的评估,瓣膜病变患者的每年随访,临床状态变化的瓣膜病变患者,人工瓣膜,感染性心内膜炎。 **AORT**=主动脉病变=马方综合征,主动脉根部近

综合分析 （接上页）	端评价。 **HD**=心脏病=高血压性心脏病的评价，对充血性心力衰竭和肥厚型心肌病的早期及日常评价，疑似心肌病，遗传性心肌病的筛查，心脏毒性药物应用前基础及连续评价。 **IE**=疑似发生感染性心内膜炎或并发症，有植入心脏器械的患者持续发热且怀疑感染性心内膜炎。 **GUIDE**=指导心脏介入操作。 **CVERS**=房颤或房扑患者心脏复律前，和（或）抗凝后的随访。 **REPAIR**=评价瓣膜修补术的可行性。 **AC-AORT**=急性主动脉病变。 **PHTN**=肺动脉高压。 **DYSP**=疑似心脏原因导致的呼吸困难。 **RISK**=冠心病的风险分层。
点睛	**GSAF/ACUTE/VALV/AORT/HD=TTE** **IE/GUIDE/CVERS/REPAIR/AC-AORT=TEE** **PHTN/DYSP/RISK=STE**
讨论	虽然超声心动图的适应证范围很广，但是在不确定是否有指征时，医生应该通过临床综合情况来确定是否行超声心动图检查。
关键点	●经食管超声心动图可以增强对主动脉、二尖瓣、大血管和人工瓣膜的进一步观察。 ●与经胸超声心动图相比，经食管超声心动图对心内膜炎的检测敏感性更高。

参考文献

1）Douglas PS, et al. ACCF/ASE/ASNC/SCAI/SCCT/SCMR 2007 Appropriateness Criteria for Transthoracic and Transesophageal Echocardiography. J Am Coll Cardiol. 2007; 50: 187.

患者是否需要心脏起搏?

关键概念	是否安装起搏器应根据患者的症状及传导阻滞的类型。
病史	现病史:患者有晕厥,心悸,乏力,呼吸困难,运动耐量下降。 既往史:冠心病,心肌梗死,窦房结病变,心律失常。 家族史:先天性心脏病,先天性长 QT 综合征。 个人史:饮酒,吸烟。
体格检查	心动过缓,低血压
心电图	心脏传导阻滞,束支传导阻滞,室上性心动过速,RR 间期延长。
综合分析 (续下页)	**SYMP**=有症状患者,如晕厥,乏力,头晕,运动耐量下降,心悸。 **ASYM**=无症状患者。 **BC**=心动过缓(心率<60 次/分)。 **PACE**=建议患者安置永久起搏器。 **NOT-PACE**=不建议安置起搏器。 **SND**=窦房结功能不全。 **ABBB**=交替性束支传导阻滞。 **CSH**=颈动脉窦过敏综合征。 **NCS**=神经心脏性晕厥。 **PAVB**=持续二度或三度房室传导阻滞。 **RSVT**=反复发作室上性心动过速,且药物或导管消融无效。

综合分析 （接上页）	**RBBB**=右束支传导阻滞。 **PRR**=RR 间期延长。 **2DMB**=二度Ⅰ型房室传导阻滞(莫氏)。 **LAD**=心电轴左偏。 **RAVB**=可逆性房室传导阻滞（睡眠呼吸暂停、莱姆病、迷走神经张力过高、药物因素）。
点睛	**SND+SYMP+BC=PACE** **SYMP+PAVB=PACE** **ABBB=PACE** **CSH+BC=PACE** **NCS+BC=PACE** **RSVT=PACE** **ASYM+SND=NOT−PACE** **ASYM+BC=NOT−PACE** **ASYM+2DMB=NOT−PACE** **ASYM+PRR=NOT−PACE** **ASYM+RBBB+LAD=NOT−PACE** **RAVB=NOT−PACE**
讨论	当选择起搏模式时必须考虑以下许多因素：身体状况，运动能力，对运动的反应，其他临床情况。
关键点	考虑安置起搏器前应当排除可能导致房室传导阻滞的可逆性因素。
参考文献	1) Epstein AE, et al. ACC/AHA/HRS Guidelines for Device−Based Therapy. Circulation. 2008; 117: e350−e408.

患者是否需要植入埋藏式心脏转复除颤器(ICD)?

关键概念	是否植入 ICD 取决于患者的心脏功能、传导障碍和基础疾病。
病史	现病史:晕厥,心悸,乏力,呼吸困难,运动耐量下降。 既往史:心脏骤停,室性心动过速,充血性心力衰竭,冠心病。
心电图	Q 波(陈旧性心肌梗死),宽 QRS 波或者束支传导阻滞。
影像	超声心动图:左室射血分数<40%,左房及左室扩大,室壁运动异常。
综合分析 (续下页)	**ICD**=建议患者植入 ICD。 **SCA**=因为室颤或血流动力学不稳定的持续室速而导致心脏骤停的幸存者,但需要排除其他可逆性因素。 **SHD**=患者存在结构性心脏病伴自发持续室速,无论血流动力学是否稳定。 **SYNC**=不明原因晕厥患者,电生理检查可以诱发血流动力学不稳定的持续性室速或室颤。 **PRMI−EF35**=陈旧性心肌梗死后患者左室射血分数<35%(心肌梗死后至少 40 天),且 NYHA 分级为 Ⅱ 或 Ⅲ 级。 **NIDC**=非缺血性扩张型心肌病患者,左室射血分数≤35%,且 NYHA 分级为 Ⅱ 或 Ⅲ 级。 **LVDF**=陈旧性心肌梗死患者伴左室功能不全,左

综合分析 *(接上页)*	室射血分数<30%(至少 40 天之后)，且 NYHA 分级为 I 级。 **NSVT−PRMI**=陈旧性心肌梗死患者伴非持续性室速，左室射血分数<40%，电生理检查可诱发室颤或持续性室速。
点睛	**SCA=ICD** **SHD=ICD** **SYNC=ICD** **PRMI−EF35=ICD** **NIDC=ICD** **LVDF=ICD** **NSVT−PRMI=ICD**
讨论	在心脏骤停幸存者及有心脏骤停风险的人群中，预防心脏骤停复发是对患者长期治疗的核心目标,因为 ICD 可以迅速治疗室性心律失常,是首选治疗方法。
关键点	ICD 第一次除颤能量至少比上次测定的除颤阈值高 10J。
参考文献	1) Epstein, et al. ACC/AHA/HRS 2008 Guidelines for Device Based Therapy of Cardiac Rhythm Abnormalities. J Am Coll Cardiol. 2008; 51: 2085–2105. 2) Dimarco JP. Implantable cardioverter−defibrillators. N Engl J Med. 2003; 349: 1836–1847.

患者是否需要应用心脏 CT 做进一步评估?

🔑 关键概念	是否建议患者行心脏 CT 检查取决于是否有进一步评价心脏结构和功能的必要。
📋 病史	现病史:患者行心脏 CT 检查。 既往史:冠心病,心力衰竭,成人先天性心脏病。 手术史:冠状动脉旁路移植术,人工瓣膜置换术。
🧬 综合分析	**CCT**=建议患者行心脏 CT 检查。 **SYMP-CP**=有胸痛、胸部压迫感、呼吸困难、运动能力下降等症状,需结合临床。 **ASYMP**=无症状患者。 **N-EXER**=运动心电图负荷试验正常。 **P-STR**=影像负荷试验阳性。 **N-STR**=影像负荷试验正常。 **NOHF**=新发心力衰竭伴左室收缩功能不全。 **CCS**=冠状动脉钙化积分>100。 **G-PAT**=对冠状动脉旁路移植术后桥血管通畅率的评价。 **ANOM**=对冠状动脉及其他胸部动静脉血管异常的评价。 **CHD**=对复杂成人先天性心脏病的评价。 **VALVE**=临床上怀疑瓣膜功能明显异常时,对自体及人工心脏瓣膜的评价。 **MASS**=对可疑心脏肿物(肿瘤或血栓)的评价。 **ABL**=房颤射频消融术前。 **REOP**=拟行胸部或心脏再次手术的患者。

⚡ 点睛	SYMP=CCT N–EXER+SYMP–CP=CCT N–STR+SYMP–CP=CCT P–STR=CCT NOHF=CCT CCS=CCT G–PAT=CCT REOP=CCT ANOM=CCT CHD=CCT VALVE=CCT MASS=CCT ABL=CCT
💬 讨论	心脏 CT 最终的图像质量取决于患者的准备和操作者的技术,以达到最大的诊断价值来评价心脏结构和功能。
⚬ 关键点	以下患者最适合行心脏 CT 检查:心率与有效扫描图像的时间分辨率相符,体重指数<40kg/m²,肾功能正常者。
📚 参考文献	1) Hendel RC, et al. ACCF/ASNC/ACR/AHA/ASE/SCCT/SCMR/SNM 2009 Appropriate Use Criteria for Cardiac Radionuclide Imaging. Circulation. 2009;119: e561–e587.

第 2 章

急性冠状动脉综合征

对不稳定型心绞痛(UA)或非 ST 段抬高型心肌梗死(NSTEMI)患者如何进行 TIMI 危险评分?

关键概念	心肌梗死溶栓(TIMI)危险评分用于不稳定型心绞痛或非 ST 段抬高型心肌梗死患者的预后评价和治疗决策。
病史	现病史:胸痛、呼吸困难、大汗等症状。 既往史:冠心病,陈旧性心肌梗死,高血压,高脂血症,糖尿病。 家族史:早发冠心病史或心肌梗死病史。 个人史:饮酒,吸烟。 实验室检查:肌钙蛋白或肌酸激酶同工酶升高。
心电图	两个或多个相邻导联 ST 段压低>0.5mm。
综合分析 (续下页)	**UA/NSTEMI**=不稳定型心绞痛或非 ST 段抬高型心肌梗死。 **PCI**=经皮冠状动脉介入治疗。 **MED-TX**=药物治疗=吸氧,阿司匹林,氯吡格雷,硝酸甘油,吗啡,美托洛尔,普通肝素,依诺肝素(见不稳定型心绞痛或非 ST 段抬高型心肌梗死患者的早期处理一节)。 **GP2B3A**=血小板糖蛋白 Ⅱ b/Ⅲ a(2B3A)抑制剂=应用以下任何一种: ● 依替巴肽:180μg/kg 负荷量(最大剂量 20mg)静脉推注 2 分钟,然后以 2μg/(kg·min)的速度滴注(最大速度 15mg/h)72 小时。如果肌酐清除率<50mL/min,则将维持剂量减到 1μg/(kg·min);如

果肌酐清除率<20mL/min,则禁忌使用。

● 替罗非班:起始 30 分钟为负荷量,滴注速率为 $0.4\mu g/(kg\cdot min)$,然后以 $0.1\mu g/(kg\cdot min)$ 的速率维持滴注 72 小时。如果肌酐清除率<30mL/min,则将负荷剂量及维持剂量均减半。

HIGHR=高危=无 ST 段抬高且有胸痛表现的患者如有下列一个或多个特征为心血管不良事件的高危人群:血流动力学不稳定或心源性休克;严重的左室功能不全或心力衰竭;经药物治疗心绞痛仍持续;新发或加重的二尖瓣关闭不全或室间隔缺损;持续性室性心律失常。

TIMI=TIMI 危险评分中下列每项因素为 1 分:

● 年龄≥65 岁。

● 危险因素≥3(高血压,糖尿病,高脂血症,主动吸烟者,家族早发冠心病史=心肌梗死,冠脉再灌注治疗,父亲或一级亲属中男性 55 岁前猝死,或一级亲属中女性 65 岁前猝死)。

● 冠心病(已知狭窄≥50%)。

● 一周内使用水杨酸盐类药物,如阿司匹林。

● 近期心绞痛或 24 小时内 2 次及以上心绞痛发作。

● 心肌酶升高 (心肌肌钙蛋白或肌酸激酶同工酶)。

● ST 段偏移≥0.5mm(新发或一过性)。

TIMI LOW=0~2 分。

TIMI HIGH=3~7 分。

SRT=建议患者行影像负荷试验以评价可诱发的

综合分析
(接上页)

综合分析 （接上页）	心肌缺血。 **SRT–POS**=负荷试验阳性：影像学表现为显著的可逆性缺血，左室功能不全，射血分数 <35%，或其他高危表现。
点睛	**UA/NSTEMI+HIGHR=MED+GP2B3A+PCI** **UA/NSTEMI+TIMI LOW=MED+SRT** **UA/NSTEMI+TIMI LOW+SRT–POS=MED+PCI** **UA/NSTEMI+TIMI HIGH=MED+GP2B3A+PCI**
讨论	TIMI 评分较高的患者(3~7 分)应该行 PCI 治疗，而那些评分较低(0~1 分)及中等的(2 分)患者应该进一步评价心肌缺血的程度。
禁忌证	患者初次就诊时血清生物标志物可能还未升高，容易低估 TIMI 危险评分值。
关键点	TIMI 危险评分越高，死亡、新发或再发心肌梗死，或 14 天内需要血管重建的反复缺血的风险越高。 评分　　　　风险(%) 0~1　　　　4.7 6~7　　　　40.9
参考文献	1）Antman EM, et al. The TIMI Risk Score for Unstable Angina/Non–ST Elevation MI: A Method for Prognostication and Therapeutic Decision Making. JAMA. 2000; 284 (7): 835–842. 2）Wright RS, et al. 2011 ACCF/AHA Focused Update of the Guidelines for the Management of Patients with Unstable Angina/Non –ST –Elevation Myocardial Infarction. Circulation. 2011; 123; 2022–2060.

不稳定型心绞痛(UA)或非 ST 段抬高型心肌梗死(NSTEMI)患者的早期处理是什么?

🔑 **关键概念**	对不稳定型心绞痛或非 ST 段抬高型心肌梗死患者的早期处理包括通过心电图和生物标志物进行评价,迅速分类进行早期介入治疗或传统(无创)评估及药物治疗。
📋 **病史**	现病史:胸痛(胸部压迫感,压榨感),急性发作并放射至左臂,呼吸困难。 既往史:冠心病,高血压,糖尿病,高脂血症。 家族史:冠心病史。 个人史:酗酒,吸烟,药物滥用史。
📈 **心电图**	两个或多个相邻导联中 ST 段压低>0.5mm。
🏥 **影像**	负荷超声心动图:左室射血分数和基础心功能。 放射性核素心肌灌注扫描:检测心肌灌注缺损和缺血的区域。
✖️ **综合分析** (续下页)	**UA/NSTEMI**=诊断明确的不稳定型心绞痛或非 ST 段抬高型心肌梗死患者。 **MON**=监护:行 12 导联心电图。如果心电图无变化但患者仍有症状,10 分钟后复查心电图。对患者进行心电监护。监测氧饱和度,吸氧并保持血氧饱和度>94%。立即测定心脏生物标志物(心肌肌钙蛋白及肌酸激酶同工酶)且每 8 小时重复测一次。 **AC**=抗凝治疗。抗血小板治疗,立即嚼服或吞服 325mg 阿司匹林。口服 600mg 负荷剂量的氯吡格

雷(如果患者可能行冠状动脉旁路移植术,则暂停使用,等待急诊冠状动脉造影结果)。初始推注肝素60U/kg,随后以12U/(kg·h)的速度滴注肝素,并调整剂量使部分凝血活酶时间维持在60~90秒。

PAIN=缓解疼痛。如无禁忌证,舌下含服硝酸甘油,每5分钟0.4mg,共3次。如果持续胸痛,静脉滴注硝酸甘油,从5μg/min起始,5分钟后增至10μg/min,直至最大剂量20μg/min。硝酸甘油禁忌证包括右室心肌梗死、患者过去48小时内已应用磷酸二酯酶抑制剂(如西地那非),或低血压(收缩压<100mmHg)。可以使用吗啡镇痛,静脉注射2mg后,根据患者反应重复给药或加量。

综合分析

NORM=保持血压正常:使用硝酸甘油缓解心绞痛会降低血压。如果对β-受体阻滞剂无禁忌可以静脉应用酒石酸美托洛尔,每5分钟5mg,共3次或每12小时25mg口服。不要过度静脉用药。如果患者出现低血压,参见心源性休克一节的处理。

STRAT=决定治疗策略:明确早期行有创经皮冠状动脉介入治疗或保守治疗。参见TIMI危险评分和NSTEMI/UA一节。

MED-TX=药物治疗:除了上述处理,患者在出院前(并非急诊使用)应开始给予药物治疗以降低死亡率。β-受体阻滞剂如酒石酸美托洛尔25mg口服,2次/d。ACEI类药物如赖诺普利5mg口服,1次/d。长期口服阿司匹林81mg,1次/d。如果患者存在非ST段抬高型心肌梗死,无论冠状动脉造影结果如何,都应该继续每日口服75mg氯吡格雷一年。

点睛	**UA/NSTEMI=MON+AC+PAIN+NORM+STRAT+ MED–TX**
讨论	如果选择行早期有创策略，首选阿司匹林+ GP2B3A。如果选择保守治疗，应用氯吡格雷。
关键点	对于诊断急性 ST 段抬高型心肌梗死，肌钙蛋白比肌酸激酶同工酶的敏感性更高，因为心肌组织中肌钙蛋白的含量更高。
参考文献	1）Wright RS, et al. 2011 ACCF/AHA Focused Update of the Guidelines for the Management of Patients with Unstable Angina/Non –ST –Elevation Myocardial Infarction. Circulation. 2011; 123; 2022–2060.

急性 ST 段抬高型心肌梗死(STEMI)患者的早期处理是什么?

关键概念	对急性 ST 段抬高型心肌梗死患者的早期处理措施包括:快速评估、减少心肌耗氧、抗凝及最重要的心肌再灌注。
病史	现病史:突发胸骨后疼痛(紧缩性,压榨性)可放射至左臂,伴呼吸困难;症状持续时间超过 15 分钟。 既往史:冠状动脉疾病,高血压,糖尿病,高脂血症。 家族史:冠状动脉疾病。 个人史:吸烟史,饮酒史,药物滥用史。
心电图	早期改变(≤2 小时):高尖 T 波,ST 段抬高。 晚期改变(>2 小时):病理性 Q 波。
综合分析 (续下页)	**STEMI**=明确诊断为 ST 段抬高型心肌梗死的患者。 **MON**=监护:行 12 导联心电图。若心电图无显著变化而患者症状持续存在,则 10 分钟后重复心电图检查。对患者行遥测监护。监测血氧饱和度并吸氧,使 $SaO_2 > 94\%$。即时检测心肌标志物(肌钙蛋白 I 及肌酸激酶同工酶),每 8 小时重复检测一次。 **RPF**=再灌注。首选急诊经皮冠状动脉介入(PCI)治疗。参阅急性 ST 段抬高型心肌梗死再灌注治疗一节以决定治疗策略。除非患者存在立即危及生命的情况(如:严重低血压或低氧血症),否则切勿延误 PCI 治疗时机。 **AC**=抗凝。立即予阿司匹林 325mg 嚼服或吞服进行抗血小板治疗。予氯吡格雷 600mg 负荷量口服

综合分析 （接上页）	(对需要行心脏搭桥手术的患者，若行冠状动脉造影则可在造影前给予)。予肝素以 60U/kg 静脉注射后继以 12U/(kg·h)静滴，使 PTT(部分凝血活酶时间)维持在 60~90 秒。 **PAIN**=缓解疼痛。无明显禁忌证者，可舌下含服硝酸甘油 0.4mg，q5min×3。持续胸痛者可予硝酸甘油，以 5μg/min 静脉注射，后以每隔 5min 增加 5μg/min 的速度进行静滴直至最大剂量 20μg/min。硝酸甘油禁忌证包括：右室梗死者，48 小时内服用磷酸二酯酶抑制剂(如：西地那非)者，低血压者(收缩压<100mmHg)。可予吗啡 2mg 静推，并酌情增加剂量。 **NORM**=维持正常血压。用于心绞痛患者的硝酸甘油可降低血压。对无 β-受体阻滞剂禁忌证的患者亦可用酒石酸美托洛尔 5mg 静脉注射，q5min×3，或 25mg 口服，q12h。勿过多应用静脉药物。对低血压患者的处理请参阅心源性休克章节。 **MED-TX**=药物治疗：除外上述治疗，患者在出院前应加用可降低死亡率的药物 (不需紧急给药)。口服 β-受体阻滞剂如酒石酸美托洛尔 25mg，bid。口服 ACEI 如赖诺普利 5mg，qd。长期口服阿司匹林 81mg。口服氯吡格雷 75mg，qd。
E 点睛	**STEMI=MON+RPF+AC+PAIN+NORM+MED-TX**
 讨论	改善 STEMI 预后的主要干预措施是开通冠状动脉。除非存在马上威胁生命的特殊情况，否则应首选 PCI 作为 STEMI 的主要治疗方法。

 关键点	对于急性 STEMI 的诊断,肌钙蛋白相较于肌酸激酶同工酶(CK-MB)有更高的灵敏性,因其在每克心肌组织中的含量更高。
 参考文献	1) Antman EM,et al.2007 Focused Update of the ACC/AHA 2004 Guidelines for the Management of Patients with ST -Elevation Myocardial Infarction.J Am Coll Cardiol. 2008;51;210-247.

遇到急性 ST 段抬高型心肌梗死患者应首选何种再灌注治疗?

关键概念	急性 ST 段抬高型心肌梗死再灌注治疗策略的选择取决于 PCI 是否可行及有无溶栓治疗的禁忌证。
病史	现病史:突发胸骨后疼痛(紧缩性、压榨性)可放射至左臂,伴呼吸困难;症状持续时间超过 15 分钟。 既往史:冠状动脉疾病,高血压,糖尿病,高脂血症。 家族史:冠状动脉疾病。 个人史:吸烟史,饮酒史,药物滥用史。
心电图	早期改变(≤2 小时):高尖 T 波,ST 段抬高。 晚期改变(>2 小时):病理性 Q 波。
综合分析 (续下页)	**STEMI**=明确诊断为急性 ST 段抬高型心肌梗死且发病时间<12 小时的患者。参阅 ST 段抬高型心肌梗死患者的早期处理一节。 **PCI−90**=应在接诊心肌梗死患者后 90 分钟内行经皮冠状动脉介入治疗。 **PCI−UNAV**=没有条件或者接诊心肌梗死患者后无法在 90 分钟内行经皮冠状动脉介入治疗。 **PCI** =接诊后立刻对患者行经皮冠状动脉介入治疗。 **FIBR**=溶栓治疗:溶栓绝对禁忌证者禁用(详见禁忌证栏)。可选方法有: ●链激酶:150 万单位静脉注射,注射时间 60 分钟。 ●阿替普酶:静脉注射 15mg,后以 0.75mg/kg 静滴 30 分钟 (最多 50mg),再以 0.5mg/kg 静滴 60 分钟 (最多 35mg),总量应<100mg。

综合分析 (接上页)	●瑞替普酶:静脉注射 10U,注射时间不少于 2 分钟,30 分钟后重复 1 次。 ●替奈普酶:静脉弹丸式注射,15 秒注入。体重<60kg:30mg;60~69kg:35mg;70~79kg:40mg;80~89kg:45mg;≥90kg:50mg。 **TX–PAT**=转运患者:立即将患者转运至具备介入条件的医院,使之接受更好的治疗。
点睛	**STEMI+PCI–90=PCI** **STEMI+PCI–UNAV=FIBR+TX–PAT**
讨论	参阅 ST 段抬高型心肌梗死患者的早期处理一节。改善 ST 段抬高型心肌梗死预后的主要干预措施是开通冠状动脉。机械再灌注方法优于化学再灌注。除非存在马上威胁生命的情况,否则应首选 PCI 作为 STEMI 的主要治疗方法。
关键点	与溶栓治疗相比较,PCI 可提高生存率,降低颅内出血及心肌梗死复发的风险。
禁忌证	溶栓治疗绝对禁用于如下患者:有颅内出血史者,已知有脑血管病变或恶性颅内肿瘤者,3 个月以内发生的缺血性脑卒中、显著的颅内或面部创伤患者,可疑主动脉夹层者,活动性出血或有出血倾向者。
参考文献	1) Antman EM,et al.2007 Focused Update of the ACC/A-HA 2004 Guidelines for the Management of Patients with ST –Elevation Myocardial Infarction.J Am Coll Cardiol. 2008;51;210–247. 2) Keeley EC.Primary PCI for Myocardial Infarction with ST–Segment Elevation.N Engl J Med.2007;356:47–54.

如何处理心肌梗死后的患者？如何治疗心肌梗死的并发症？

关键概念	ST 段抬高型心肌梗死患者在梗死后 24~48 小时内可出现各种严重的并发症。
病史	现病史:已行溶栓或经皮冠状动脉介入治疗的 ST 段抬高型心肌梗死患者。 既往史:心绞痛或心肌梗死病史,CAD、PVD 干预史。 个人史:吸烟史,年龄>70 岁。 实验室检查:生物标志物升高、电解质异常、炎性标志物白细胞计数升高(如较大面积坏死),肾灌注、心输出量异常时的电解质变化。
体格检查	听诊:收缩期心尖搏动,新出现的杂音,颈静脉扩张,呼吸模式,脉搏(弱或洪脉),摩擦音,奔马律。
影像	心电图:复发的 ST 段抬高,PR 段压低(心包炎)?心律失常或传导阻滞? 超声心动图:左室功能。
综合分析 (续下页)	**RI**=复发心肌缺血。 **EMT**=强化药物治疗及避免引起缺血的继发因素。 **IABP**=主动脉内球囊反搏。用于血流动力学不稳定或左室功能较差,或大面积心肌梗死的高危患者。 **CATH**=行心电图检查。若无 ST 段抬高且缺血不能被控制,则行导管介入治疗;若缺血能被控制,则行择期 PCI 或 CABG。 **FIBRIN**=若 ST 段抬高, 则可根据可行性及禁忌

	证选择溶栓或经皮冠状动脉介入治疗。
综合分析 （续下页）	**PULMC**=肺淤血。 **FOM**=呋塞米 0.5mg/kg，吸氧，吗啡。 **NITRO**=硝酸甘油，10~20μg/min(收缩压>100mmHg时)。 **PRESSOR**=多巴胺，多巴酚丁胺——监测血压，若收缩压>100mmHg且较基础血压值下降不超过30mmHg,则可加用 ACEI。 收缩压>100mmHg,予硝酸甘油 10~20μg/min。 收缩压为 70~100mmHg 且无休克,予多巴酚丁胺 2~20μg/(kg·min)。 收缩压为 70~100mmHg 伴休克，予多巴胺 5~15μg/(kg·min)。 收缩压为<70mmHg 伴休克,予去甲肾上腺素 0.5~30μg/min。 **HYPO**=低血容量/低血压。 **F**=补液;**B**=血液;**D**=利尿剂;**N**=硝酸盐;**BB**=β-受体阻滞剂。 **ACEI**=ACE(血管紧张素转化酶)抑制剂。 **HTN**=高血压;**CCB**=钙通道阻滞剂。 **DIG**=地高辛;**ASA**=阿司匹林/非甾体类抗炎药。 **SWAN**=放置 Swanz-Ganz 导管并监测肺毛细血管楔压。 **ADEN**=腺苷;**CV**=心脏复律;**CS**=心源性休克;**A**=心律失常;**BRAD**=心动过缓。 **ATRO**=阿托品(注意:对病情不稳定者,其使用可提高心率但加重缺血,心脏传导阻滞者应予起搏治疗)。

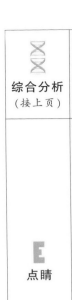 综合分析 （接上页）	**SVT**=室上性心动过速；**VTF**=室性心动过速，室颤；**PM**=起搏器；**RVI**=右室梗死；**PMR**=乳头肌破裂；**SURG**=紧急外科修补；**VSR**=室间隔破裂；**LVFWR**=左室游离壁破裂；**P**=心包炎。
点睛	**RI=EMT+IABP±CATH±FIBRIN** **PULMC=FOM±NITRO/PRESSOR** **HYPO=F+B+PRESSOR+IABP** **HTN=N+D+BB+ACEI** **CS =SWAN +N +PRESSOR +IABP ±FIBRIN ± CATH** **A+BRAD=ATRO** **A+SVT=BB** 或 **DIG** 或 **ADEN** 或 **CCB** 或 **CV** **A+VTF=EMT+CV** 或 **BB** 或 **AMIO** 或 **PM** **RVI=F+PRESSOR** **PMR=IABP+PRESSOR+SURG** **VSR=IABP+PRESSOR+SURG** **LVFWR=SURG** **P=ASA**
讨论	● 心肌梗死后任何新发的杂音都可能是室间隔穿孔或者二尖瓣关闭不全。 ● 非甾体类抗炎药(阿司匹林除外)可增加死亡、再梗死、高血压、心力衰竭及心脏破裂的风险。 ● 心力衰竭、低心排状态、心脏传导阻滞、哮喘及气道反应性疾病患者避免使用 β-受体阻滞剂。

关键点	ST 段抬高型心肌梗死患者出现以下情况可用IABP：收缩压<90mmHg 或较基线值下降 30mmHg以上且对其他干预措施效果不佳者，低心排状态，心源性休克不能被快速纠正，复发的缺血性疼痛，血流动力学不稳定/左室功能不全，大面积心肌缺血者。
参考文献	1）Antman EM, et al, ACC/AHA Guidelines for the Management of Patients with ST Elevation Myocardial Infarction.Circulation.2004 Aug 21;110(9):282–292. 2）Antman EM, et al. 2007 Focused Update of the ACC/AHA 2004 Guidelines for the Management of Patients with ST Elevation Myocardial Infarction. J Am Coll Cardiol.2008 Jan 15;51(2):210–247.

如何处理变异型心绞痛的患者?

🔑 关键概念	变异型心绞痛(VA)的处理取决于:危险因素的控制,药物治疗以缓解冠状动脉痉挛,必要时行 PCI。
📋 病史	现病史:常于清晨静息时突发胸痛。 既往史:冠状动脉疾病、高血压、高脂血症、糖尿病、雷诺现象。 个人史:吸烟史,饮酒史,使用可卡因史。
心电图	发作时 ST 段抬高,症状缓解后回到基线。 冠状动脉造影:麦角新碱的使用可诱发冠状动脉痉挛,受累冠状动脉血流将一过性增加,随后急剧下降。而正常冠状动脉在药物作用下管腔的缩窄是轻微而弥漫的,对血流速度无影响。
综合分析	**CAD**=冠状动脉疾病。 **DILT**=地尔硫䓬240mg/d。 **INEFF-DILT**=地尔硫䓬无效。 **NIT**=舌下含服硝酸异山梨酯 5mg,q5min,最大剂量 15mg。 **PCI**=经皮冠状动脉介入治疗。 **RFM**=控制危险因素:戒烟、控制血压(参阅高血压章节)、调脂(参阅 LDL 管理章节)、管理体重。 **VARANG**=诊断为变异型心绞痛的患者。 **VARANG-REF**=药物治疗无效的变异型心绞痛患者。

E 点睛	**VARANG=RFM+DILT** **VARANG+INEFF−DILT=NIT** **VARANG−REF+CAD=PCI**
讨论	控制危险因素在变异型心绞痛的长期治疗中是很重要的。吸烟、高血压、高脂血症都可导致血管内皮功能障碍，从而引起冠状动脉痉挛。
禁忌证	● 变异型心绞痛患者应避免应用非选择性 β−受体阻滞剂(如普萘洛尔)，因其可进一步加重冠脉痉挛。 ● 变异型心绞痛患者应避免应用阿司匹林，因其抑制具有血管扩张作用的前列腺环素的产生。 ● PCI禁用于急性冠状动脉痉挛及轻度冠状动脉狭窄。
关键点	● 接受药物治疗且冠状动脉接近正常的变异型心绞痛患者,5年存活率可达95%。 ● 接受药物治疗但多支血管病变的变异型心绞痛患者,5年存活率为80%。
参考文献	1）Anderson JL, et al. ACC/AHA 2007 Guidelines on Perioperative Cardiovascular Evaluation and Care for Noncardiac Surgery: Executive Summary. J Am Coll Cardiol. 2007;50:e1−e157.

患者是否需要做经皮冠状动脉介入治疗(PCI)或冠状动脉旁路移植术(CABG)?

关键概念	冠状动脉旁路移植术(CABG)适用于严重冠状动脉病变的患者,其对生存及生活质量(症状及功能状态)改善的获益高于手术本身的风险。
病史	现病史:有冠状动脉疾病并需冠状动脉血运重建的患者。 既往史:冠状动脉疾病,高血压,高脂血症,糖尿病,心肌梗死,心绞痛,心力衰竭。 既往史:冠状动脉旁路移植术,经皮冠状动脉介入治疗(血管成形术)。 个人史:吸烟史,饮酒史,违禁药物使用史。
心电图	ST 段抬高,ST 段压低,深 Q 波(>1mm),R 波递增不良。
影像	负荷超声心动图:左室射血分数及基线心功能。 放射性核素心肌灌注扫描:检测心肌灌注缺损及缺血区域。
综合分析 (续下页)	**CABG**=对患者行冠状动脉旁路移植术。 **PCI**=对患者行经皮冠状动脉介入治疗。 **LMD**=左主干病变:左主干狭窄≥50%。 **1VD**=单支血管病变:单支冠状动脉血管(非左主干)狭窄≥70%。 **2VD**=双支血管病变:双支冠状动脉血管(非左主干)狭窄≥70%。 **3VD**=三支血管病变:三支冠状动脉血管(非左主干)狭窄≥70%。

综合分析 (接上页)	**PROX‑LAD**=前降支近端血管狭窄≥70% **DM**=糖尿病。 **ISCH**=无创检查显示心肌缺血。 **LVEF‑50**=左室射血分数<50%。
点睛	**1VD=PCI** **2VD=PCI** **2VD+PROX‑LAD+DM=CABG** **2VD+LVEF‑50=CABG** **2VD+ISCH=CABG** **3VD=CABG** **LMD=CABG**
讨论	CABG 相较于 PCI 更适合于左主干及多支血管病变并合并糖尿病、左室功能不全及大面积心肌缺血的患者。对术后所有患者都应严格控制危险因素。
禁忌证	● 目前尚无比较 CABG 与安慰剂治疗效果的研究。 ● 左主干病变是最危险、介入治疗后最不稳定的病变,行介入治疗并不安全。
关键点	● 桥血管通常可维持 10~15 年。 ● 对于左主干或三支血管病变的患者,CABG 相较于 PCI 有更低的心脑血管病变发生率。 ● 在多支血管病变的患者,CABG 相较于 DES 有更低的死亡率及心肌梗死和血运重建的发生率。

参考文献

1) Hannan EL, et al. Drug-Eluting Stents vs. Coronary-Artery Bypass. N Engl J Med. 2008;358(4):331-341.

2) Patel MR, et al. Appropriateness Criteria for Coronary Revascularization. Circulation. 2009;119:1330-1352.

3) Serruys P, et al. Percutaneous Coronary Intervention versus Coronary Artery Bypass Grafting for Severe Coronary Artery Disease. N Engl J Med. 2009;360:961-972.

如何从 ECG 上判断 STEMI 梗死或损伤的部位?

关键概念	明确梗死或损伤的部位对于帮助确定治疗策略是很重要的。不同部位的心肌梗死将表现在心电图不同的导联中。
病史	患者有胸痛及心悸症状。
心电图	前间壁(V1~3) 前侧壁(V3~6、Ⅰ、aVL) 侧壁(Ⅰ、aVL、V5、V6) 下壁(Ⅱ、Ⅲ、aVF) 后壁(V1~3 镜像改变)
综合分析	**STEMI**=ST 段抬高型心肌梗死。 **SD**=ST 段压低。 **LM**=左主干闭塞。 **D-LAD**=左前降支远端。 **P-LAD**=左前降支近端。 **LAT**=侧壁。 **POST**=后壁。 **CIRC**=回旋支。 **RCA**=右冠状动脉。 **Q**=STEMI 患者 Q 波的部位。 **INF**=下壁。 **RV**=右室。 **ANT**=前壁。 **AP**=前间壁。

E **点睛**	**STEMI**： **LM**=aVR、V1 导联 ST 段抬高，Ⅱ、aVF、V6 导联 ST 段压低 **D–LAD**=V3~V6、Ⅱ 导联 ST 段抬高,aVR 导联 ST 段压低 **P–LAD**=V1~V4、aVR、aVL 导联 ST 段抬高，Ⅱ、Ⅲ、aVF 导联 ST 段压低 **LAT**=V5~V6、Ⅰ、aVL 导联 ST 段抬高 **POST**= V1~V3 导联 ST 段压低 **CIRC**=Ⅱ、Ⅲ 导联 ST 段抬高 **RCA**=Ⅲ或Ⅱ导联 ST 段抬高,Ⅰ导联 ST 段压低，V4R 导联可见 T 波直立 Q 波/梗死： **INF**=Ⅱ、Ⅲ、aVF 导联可见 Q 波 **RV**=V4R~V6R 导联可见 Q 波 **ANT**=V3~V4 导联可见 Q 波 **POST**=V1 导联可见 Q 波 **AP**=V1~V3 导联可见 Q 波
 讨论	了解冠状动脉供血区域有助于诊断： ● 左前降支供应前壁及室间隔。 ● 右冠状动脉供应下壁、窦房结及房室结。其闭塞将导致下壁心肌梗死、窦性心动过缓及心脏传导阻滞。左主干闭塞将导致前壁心肌梗死、泵功能衰竭及猝死。左前降支闭塞将导致前壁心肌梗死、左心衰、心律失常及传导阻滞。左回旋支闭塞将导致侧壁心肌梗死。

 关键点	●胸痛发作时行心电图检查,因其心电图改变为一过性的。ST段抬高型心肌梗死的动态演变是高尖T波→ST段抬高→病理性Q波→T波倒置。 ●尽量与以前的心电图对比以确定心电图的异常为新发的或陈旧的。 ●Q波也可见于心肌结节病、淀粉样变、肿瘤、硬皮病及心肌炎。
参考文献	1）Wellens HJJ, Conover M. The ECG in Emergency Decision Making. 2nd ed. St. Louis, MO: Saunders, Elsevier; 2006. 2）Wagner GS. Marriotts Practical Electrocardiography. 10th ed. New York, NY: Lippincott Williams and Wilkins; 2000.

如何处理右壁/下壁心肌梗死的患者?

关键概念	与左室心肌梗死相比,右室心肌梗死的处理有其特殊性。
病史	消化不良、恶心、呕吐、大汗、头晕、胸痛。
体格检查	低血压,心动过缓,颈静脉怒张/颈静脉压升高(吸气时升高),静脉波可见显著的 A 或 V 波,肺野清晰,右室 S3/4 奔马律,三尖瓣反流,奇脉,心源性休克。
心电图	标准导联 ECG 通常可见下壁心肌梗死。加做右室导联心电图以评估右室心肌梗死。Ⅱ、Ⅲ、aVF 导联 ST 段抬高(Ⅲ>Ⅱ,参阅通过心电图判断梗死部位一节)。 Ⅰ、aVL 导联 ST 段对应性压低。 V4R~V6R 导联 ST 段抬高。 一度或二度房室传导阻滞。
影像	胸部 X 线片:可无肺水肿。 超声心动图:三尖瓣反流,右室壁局部运动异常,右室扩大,射血分数下降。 Swanz 导管:右房压升高>10mmHg,肺动脉收缩压下降,肺毛细血管楔压下降。
综合分析 (续下页)	**R-MI**=明确诊断为右室心肌梗死的患者。 **HU**=血流动力学不稳定:低血压(收缩压<90mmHg)、显著的心动过缓(心室率<55 次/分或心脏停搏时间>3 秒)、休克表现(精神状态改变或尿量减少)。

 综合分析 （接上页）	**HS**=血流动力学稳定：血压正常，精神较好，无休克表现。 **STAB**=支持治疗。低血压时快速静脉补液。反应较差时可予多巴胺 5μg/(kg·min)静滴使平均动脉压(MAP)>60mmHg。参见心源性休克一节。心动过缓者可予阿托品 1mg 静脉注射。通常多巴胺亦可提高心率。心动过缓仍持续者可考虑应用经皮放置起搏垫或经静脉安置临时起搏器。 **MI−TX**=参阅 ST 段抬高型心肌梗死一节中的抗凝、监护、再灌注治疗。 **MED−TX**=特别注意：β−受体阻滞剂的应用会起到适得其反的效果，因其会加重心动过缓。患者血压的维持依赖于前负荷，硝酸酯类和利尿剂可导致严重的低血压。当患者需要机械通气时，常采取呼气末正压通气(PEEP)。
E 点睛	**R−MI+HS=MI−TX+MED−TX** **R−MI+HU=STAB+MI−TX+MED−TX**
 讨论	超过 50%的下壁心肌梗死患者伴有右室梗死；然而，仅 10%的患者出现显著血流动力学不稳定的右室功能不全。患者需酌情补液以增加左心充盈，从而维持心输出量及组织器官灌注。心动过缓常见于下壁心肌梗死，因其增加迷走神经张力并可能累及窦房结。窦房结的血液供应由右冠状动脉提供。

关键点	● 禁用硝酸酯类及利尿剂(因其降低前负荷,进一步降低血压)。 ● 注意不要与慢性心力衰竭相混淆,若患者有进行性低血压,需考虑是否为右室心肌梗死。 ● 右室心肌梗死不易与慢性心力衰竭、肺栓塞、心脏压塞等疾病相鉴别。
参考文献	1) Goldstein JA. Pathophysiology and Management of Right Heart Ischemia. J Am Coll Cardio. 2002;40:841. 2) Isner JM. Right Ventricular Myocardial infarction. JAMA. 1988;259:712. 3) Kinch JW, Ryan TJ. Right Ventricular Infarction. N Eng J Med. 1994;330:1211.

如何处理肌钙蛋白升高的患者？

关键概念	肌钙蛋白(Tc,Ti,Tt)是用于评估心肌损伤的生物标志物,当临床症状及心电图表现不明显或缺失时,其对心肌梗死(ST段抬高型/非ST段抬高型)的诊断是非常重要的。在绝大多数正常个体中肌钙蛋白是检测不到的,当其>0.04时可呈阳性。Tc检测不用于临床中。
病史	现病史:胸痛(性质、类型、部位、持续时间、加重/缓解因素、程度),近期病毒感染——心肌炎,胸部创伤导致心脏压塞,近期化疗(心肌毒性)。 体格检查:评估生命体征——体温升高(脓毒症/全身炎症反应综合征),量血压以反映容量状态(黏膜干燥,颈静脉压低,中心静脉压低),合并器官损伤的高血压急症。 实验室检查:测尿素氮/肌酐以除外肾衰竭,测定血红蛋白以反映贫血或活动性胃肠道出血的状况,应用UDS检测可卡因水平。 既往史:冠状动脉疾病(既往心肌梗死,冠状动脉旁路移植术,血管成形术,心绞痛等病史),慢性心力衰竭(低射血分数,埋藏式自动复律除颤器植入史)。 个人史:药物滥用史。
心电图	ST段压低。

综合分析	**CLIN-ACS**=急性冠状动脉综合征的临床表现：急性冠状动脉综合征患者的临床表现突出，如典型的病史或特异的心电图改变。 **CLIN-OT**=有其他临床表现：患者有典型的急性冠状动脉综合征临床表现，但尚存在加重患者症状并需要及时处理的情况，如：急性消化道出血、重度贫血、室上性心动过速或室性心动过速、肺栓塞。 **CKMBNL**=肌钙蛋白水平升高，而肌酸激酶同工酶水平正常者，应怀疑是否还有其他诊断的可能性（通常肌酸激酶同工酶水平的升高与肌钙蛋白水平升高是同步的）。 **CKMBEL**=肌酸激酶同工酶水平升高。 **TROP-POS**=肌钙蛋白阳性。 **ACS**=可能诊断为急性冠状动脉综合征(参阅急性冠状动脉综合征一节以进一步治疗)。 **NON-ACS**=非急性冠状动脉综合征,患者肌钙蛋白的升高继发于其他疾病,如心力衰竭、脓毒症、肺栓塞。 **ISBURD**=若其他临床情况已被诊断并正确处理,则应考虑进行缺血负荷评估。
点睛	**CLIN-ACS+TROP-POS=ACS** **CLIN-OT+TROP-POS+CKMBNL=NON-ACS** **CLIN-OT+TROP-POS+CKMBEL=ISBURD**

 讨论	肌钙蛋白的升高并非一定由急性冠状动脉综合征导致。肌钙蛋白释放可由各种导致心肌细胞膜通透性升高的临床情况或需氧量增加的情况所致(需氧和供氧不匹配)。肌钙蛋白升高而冠状动脉造影正常的情况可见于：心动过速占 28%、心包炎占 10%、心力衰竭占 5%、剧烈运动占 10%、没有明确诱因的占 47%。在不合并肾衰竭、糖尿病、左室肥厚及心力衰竭的正常人群,肌钙蛋白升高非常罕见。
关键点	肌钙蛋白升高在急性冠状动脉综合征可能性很低的患者中是非特异性的, 易使我们忽视潜在的临床问题。肌钙蛋白对排除非 ST 段抬高型心肌梗死是敏感的, 但对诊断非 ST 段抬高型心肌梗死的特异性稍差。
参考文献	1) Higgins JP, et al. Elevation of Cardiac Troponin I Indicates More Than Myocardial Ischemia. Clin Invest Med. 2003;26(3):133–147.

如何处理慢性稳定型心绞痛的患者?

关键概念	心绞痛以供氧量不能满足需氧量而导致胸痛为特点。近 50% 的患者以心绞痛为冠状动脉疾病的最初表现。
病史	现病史:患者存在胸痛。 加拿大心血管学会心绞痛分级: 1——强度大的体力活动引起心绞痛症状 2——一般体力活动轻度受限 3——一般体力活动明显受限 4——不能从事任何体力活动 既往史:冠状动脉疾病,心肌梗死,高血压,高脂血症。 个人史:吸烟史,酗酒史。 家族史:早发的冠状动脉疾病/心肌梗死,外周血管疾病/脑血管疾病。
心电图	ST 段压低,一过性 ST 段抬高。
综合分析 (续下页)	**CSA**=慢性稳定型心绞痛=特点:位于胸骨后,劳累或情绪激动易诱发,休息或硝酸甘油可缓解。 **FHR**=高危因素:疼痛持续时间>20 分钟、年龄>65 岁、ST 段及 T 波改变、肺水肿、经治疗后症状缓解不明显。 **CST-POS**=心脏负荷试验阳性:若患者存在中度患冠状动脉疾病的可能性及症状稳定,则可行心电图负荷试验。 **CATH**=心导管术。

综合分析 (接上页)	**TRC**=治疗可逆因素,如高血压、高脂血症(目标值 LDL<100)、慢性心力衰竭、贫血、低氧血症、血糖控制、药物副作用、甲状腺疾病。血压目标值: <140/90mmHg　大多数高血压患者 <130/80mmHg　糖尿病、慢性肾脏疾病、明确的冠心病、冠心病等危症[颈动脉疾病(颈动脉杂音、颈动脉超声或血管造影异常)、腹主动脉瘤和外周血管疾病],或 10 年 Framingham 危险评分≥10% <120/80mmHg　左室功能不全(射血分数<40%) **NTG**=使用硝酸甘油 0.4mg 舌下含服,q5min × 3prn(可预防性应用)。 **LAN**=长效硝酸盐制剂。 **ASA**=阿司匹林 81mg 口服,qd(无禁忌证者)。 **BB**=β-受体阻滞剂(阿替洛尔,美托洛尔)以减轻症状(变异型心绞痛慎用)。 **CCB**=钙通道阻滞剂(氨氯地平,硝苯地平),可扩张冠状动脉血管(可用于变异型心绞痛)。 **ACEI**=血管紧张素转化酶抑制剂=用于糖尿病或左室收缩功能不全、左室射血分数<40%的患者。 **DIET**=饮食控制(减少胆固醇、脂肪摄入)。 **EXER**=适当运动。
E 点睛	**CSA=TRC+NTG+LAN+ASA+BB/CCB+ACEI+DIET+EXER** **FHR=CATH** **CST-POS=CATH**

讨论	<ul><li>冠心病指一支主要的心外膜冠状动脉血管狭窄>70%或左主干狭窄>50%。治疗的目标即改善缺血及控制危险因素。心内膜下层是最易发生缺血的部位,其舒张期接受供血。药物治疗的目的是增加冠状动脉供血,减少心肌耗氧量及稳定易损斑块。</li><li>左主干、三支血管病变或两支血管病变伴前降支近段狭窄的冠心病患者血运重建可使患者获得生存方面的益处。低危的慢性稳定型心绞痛患者应首选药物治疗,而非介入治疗。</li></ul>
关键点	<ul><li>硝酸甘油应每3~6个月更换一次,每天应有8~10小时的间隔期以避免耐药。</li><li>相较于药物治疗,经皮冠状动脉介入治疗可更有效地缓解症状,但不能降低未来发生心肌梗死或死亡的风险。</li></ul>
参考文献	1) Gibbons RJ, et al. ACC/AHA 2002 Guideline Update for the Management of Patients with Chronic Stable Angina. Circulation 2002. 2) Rosendorff C, et al. Treatment of Hypertension in the Prevention and Management of Ischemic Heart Disease. Circulation. 2007;115(21):2761–2788.

患者是否需要主动脉内球囊反搏?

关键概念	主动脉内球囊反搏(IABP)是在一定临床情况下应用的循环辅助技术。
病史	急性冠状动脉综合征伴高危因素的患者：年龄>70 岁、射血分数<45%、经皮冠状动脉内成形术(PTCA)结果欠佳、心律失常、冠状动脉三支血管病变、血流动力学不稳定。
体格检查	心血管:低血压、脉搏细弱、二尖瓣反流或主动脉瓣狭窄杂音。 呼吸:肺部湿啰音。
心电图	患者是否有导致血流动力学不稳定的室性心动过速或室颤?
影像	超声心动图:检测是否存在二尖瓣反流(乳头肌断裂或室间隔破裂)。 检测左室射血分数是否下降或存在心源性休克。 胸部 X 线片:肺淤血。
综合分析 (续下页)	**IABP**=主动脉内球囊反搏。 **CI–IABP**=主动脉内球囊反搏禁忌证: 1）主动脉瓣反流或房室分流 2）腹主动脉瘤或主动脉夹层 3）败血症 4）出血性疾病 5）双侧外周血管疾病/股–腘动脉搭桥 **NO–CI–IABP**=无主动脉内球囊反搏禁忌证。 **CG–SHOCK**=心源性休克（收缩压<90mmHg 或

综合分析 （接上页）	较基线血压值下降 30mmHg 以上），升压药物及正性肌力药物无效。 **SPT–HIGHR**=辅助高危的心导管术/经皮冠状动脉介入治疗/心脏外科手术。 **ACS–SEV–ISCH**=急性冠状动脉综合征患者（不稳定型心绞痛/非 ST 段抬高型心肌梗死/ST 段抬高型心肌梗死)虽经强化药物治疗仍存在持续缺血。 **AMI–HIGHR**=急性心肌梗死患者病情较重，处于高危状态,行急诊血运重建术(心导管术、经皮冠状动脉介入治疗、外科血运重建术)。 **AMI–MECO**=急性心肌梗死患者合并机械性并发症(室间隔穿孔,乳头肌破裂/严重的二尖瓣关闭不全)。 **REFRAC AN–HF–VA**=药物治疗无效的心绞痛/心力衰竭/室性心律失常患者。 **WEAN–CPB**=辅助患者脱离体外循环。
E **点睛**	**CG–SHOCK+NO–CI–IABP=IABP** **SPT–HIGHR+NO–CI–IABP=IABP** **ACS–SEV–ISCH+NO–CI–IABP=IABP** **AMI–HIGHR+NO–CI–IABP=IABP** **AMI–MECO+NO–CI–IABP=IABP** **REFRAC AN–HF–VA+NO–CI–IABP=IABP** **WEAN–CPB+NO–CI–IABP=IABP**
讨论	●舒张期，通过主动脉球囊膨胀增加主动脉近端血流以辅助增加冠状动脉血流。 ●收缩期，通过主动脉球囊收缩产生的真空效应减少后负荷及心肌耗氧。

 关键点	●在血管造影及血运重建的高危患者中应用主动脉内球囊反搏对血流动力学的支持及稳定是十分有益的。 ●增加 IABP 并发症发生率的危险因素包括:外周血管疾病、年龄>70 岁、女性、糖尿病/高血压、长时间应用、较大的导管/体表面积比。 ●并发症包括:肢体缺血、出血、球囊漏气、主动脉内球囊反搏失败、主动脉夹层等。
参考文献	1)Stone GW, et al. Contemporary Utilization and Outcomes of Intra-aortic Balloon Counterpulsation in Acute Myocardial Infarction: The Benchmark Registry. J Am Coll Cardiol. 2003;41:1940-1945. 2)Antman EM, et al. 2007 Focused Update of the ACC/AHA 2004 Guidelines for the Management of Patients With ST-Elevation Myocardial Infarction. J Am Coll Cardiol. 2008;51;210-247. 3)Wright RS, et al. 2011 ACCF/AHA Focused Update of the Guidelines for the Management of Patients with Unstable Angina/Non-ST-Elevation Myocardial Infarction. Circulation. 2011;123;2022-2060.

如何处理可卡因诱发的胸痛患者?

关键概念	可卡因的滥用会引起冠状动脉痉挛，从而导致心肌缺血。
病史	现病史：患者出现胸痛、心悸、呼吸困难、焦虑。 个人史：吸烟史、酗酒史、药物滥用史。 实验室检查：尿液可卡因药物筛查呈阳性，心肌标志物阳性。
体格检查	血压升高，心动过速。
心电图	ST 段抬高，QRS 波增宽，QT–c 延长。
综合分析 （续下页）	**CICP**=可卡因诱发的胸痛。 **1STLT**=一线治疗：阿司匹林、硝酸甘油、吸氧(参阅不稳定型心绞痛/非 ST 段抬高型心肌梗死一节)、劳拉西泮 1 mg iv q5min (最大量 8mg)，或地西泮 5~10mg iv，后 5mg iv q20min（最大剂量 20mg）。 **2NDLT**=二线治疗：酚妥拉明(1mg iv,后每 15 分钟静脉注射 2.5mg 直至血压稳定)，或者维拉帕米 2.5mg iv 2min，若无反应，每隔 20 分钟静推 5mg(最大剂量 20mg)。 **PCI**=经皮冠状动脉介入治疗。 **NO–PCI**=无 PCI 设施。 **TL**=溶栓治疗(无禁忌证)(参阅 ST 段抬高型心肌

综合分析 (接上页)	梗死一节)。 **CCP**=持续胸痛。 **STEMI**= ST 段抬高型心肌梗死（参阅 ST 段抬高型心肌梗死一节)。
点睛	可卡因诱发的心绞痛处理步骤： 1)**CICP=1STLT** 2)**1STLT+CCP=2NDLT** 3)**2NDLT+CCP=PCI** 　**2NDLT+STEMI=PCI** 　**2NDLT+STEMI+NO–PCI=TL**
讨论	可卡因毒性作用是由去甲肾上腺素再摄取受到抑制产生的。可卡因药物的滥用引起冠状动脉的痉挛，而导致心肌缺血。苯二氮䓬类药物可降低可卡因刺激中枢的效应和心肌毒性。酚妥拉明可拮抗α–肾上腺素能效应，而钙通道阻滞剂可拮抗血管痉挛。应劝导患者戒毒，可卡因戒断后可使胸痛和心肌梗死的发生率明显下降。
禁忌证	避免使用 β–受体阻滞剂，因其可加重可卡因引起的冠状动脉痉挛风险。必要时，慎重使用 β–受体阻滞剂，可应用拉贝洛尔或卡维地洛，因其有 α–受体阻滞效应。

关键点	● 若决定植入支架,则首选金属裸支架。 ● 大多数可卡因诱发的心肌梗死发生在用药后的24小时内。 ● 烟和可卡因同时使用会加剧冠状动脉血管收缩,并进一步增加心肌氧耗量。 ● 摄入乙醇和可卡因产生的代谢产物高古柯碱,可在突触间隙中阻滞多巴胺的再摄取并增强可卡因的毒性效应。
参考文献	1) McCord J, et al. Management of Cocaine–Associated Chest Pain and Myocardial Infarction. Circulation. 2008; 117:1897–1907. 2) Lange RA, et al. Cardiovascular Complications of Cocaine Use. N Engl J Med. 2001;345:351–358. 3) Hollander JE, et al. Management of Cocaine Associated Myocardial Ischemia. N Engl J Med. 1995;333:1267–1272.

第 3 章

瓣膜疾病

主动脉瓣狭窄的患者需要做外科手术吗?

关键概念	主动脉瓣狭窄的患者是否需要进行外科手术取决于其临床症状、主动脉瓣狭窄程度、左心室功能,以及是否需要行涉及心脏的其他手术。
病史	现病史:劳力性呼吸困难、心绞痛、晕厥或端坐呼吸,患者时常潜意识地改变生活方式以避免不适出现。 既往史:高血压,冠状动脉疾病,风湿热/风湿性心脏病,高脂血症。 手术史:瓣膜置换,开胸手术史。 家族史:先天性二叶式主动脉瓣。
体格检查	收缩中晚期喷射性杂音,向颈部传导,第2心音反常分裂,颈动脉搏动消失,有心衰的证据(颈静脉怒张、湿啰音、第3心音、外周水肿)。
心电图	左室肥厚伴劳损,心电轴左偏。
影像	超声心动图:测量主动脉瓣瓣口面积,跨瓣压,瓣叶形态(如钙化、二叶式)。测量左室容积和功能。
综合分析 (续下页)	**SYM**=有症状(见现病史)。 **ASYM**=无症状。 **CARD−SUR**=患者因主动脉瓣狭窄以外的原因需进行心脏手术,如冠状动脉旁路移植术(CABG)。 **MOD−AS**=超声心动图显示中度主动脉瓣狭窄。 **SEV−AS**=超声心动图显示重度主动脉瓣狭窄。 **LVSD**=左室收缩功能障碍,射血分数<50%。 **FOLLOW**=临床随访,每年进行或者病情进展时

综合分析 （接上页）	随时进行超声心动图检查，如患者有重度主动脉瓣狭窄需密切随访；如患者自觉无症状，应考虑进行运动负荷试验以客观评价。 **LG-AS**=低跨瓣压差的主动脉瓣狭窄。如果左室功能下降，可能无法产生足够的压力，使得实质上严重的跨瓣压差无法显现。可考虑使用多巴酚丁胺加强左室功能。如果左室功能明显改善，且可测量到严重的主动脉瓣狭窄，则考虑主动脉瓣置换。 **AVR**=建议主动脉瓣置换术。如果患者因其他原因行心脏手术，同时予瓣膜置换术可降低围术期风险以及避免二次开胸。
点睛	**MOD-AS+ASYM=FOLLOW** **MOD-AS+ASYM+CARD-SUR=AVR** **MOD-AS+SYM=AVR** **MOD-AS+LVSD=LG-AS** **SEV-AS+ASYM=FOLLOW** **SEV-AS+ASYM+CARD-SUR=AVR** **SEV-AS+ASYM+LVSD=AVR** **SEV-AS+SYM=AVR**
讨论	伴有症状的严重主动脉瓣狭窄患者如不行瓣膜置换，预期存活时间仅 2~3 年。
禁忌证	无症状的瓣膜病患者首要死亡原因是手术！故需要医生仔细考虑症状是否真实存在及何时适合手术。

 关键点	● 先天性二叶瓣畸形见于 1%~2% 的人群。 ● 相较于那些因后负荷增加而射血分数下降的主动脉瓣狭窄患者，因左室本身收缩力下降而导致射血分数下降者，其主动脉瓣膜置换的获益减少。左室功能可通过多巴酚丁胺负荷超声心动图检查测定，并可排除假性主动脉瓣狭窄。 ● 80% 的主动脉瓣狭窄患者伴有少量的主动脉瓣反流。
参考文献	1) Bonow RO, et al. ACC/AHA Guidelines for the Management of Patients with Valvular Heart Disease. J Am Coll Cardiol. 2006;48:e1–e148. 2) Carabello BA. Clinical practice: aortic stenosis. N Engl J Med. 2002;346:677–682.

主动脉瓣关闭不全的患者需要做外科手术吗?

🔑 关键概念	主动脉瓣关闭不全的患者是否需要外科手术取决于其临床症状、反流的严重程度、左心室功能,以及是否需要行涉及心脏的其他手术。
病史	现病史:劳力性呼吸困难,心绞痛,晕厥或端坐呼吸。 既往史:主动脉夹层,细菌性心内膜炎,高血压,风湿性心脏病。
体格检查	水冲脉,递减型舒张期杂音,舒张中期隆隆样杂音(Austin Flint 杂音)。
心电图	左室肥厚。
影像	超声心动图:测量主动脉瓣结构,任何伴发狭窄的证据,反流的严重程度。评估左室容积和功能。
综合分析 (续下页)	**SYM**=有症状(见现病史)。 **ASYM**=无症状。 **CARD-SUR**=患者因主动脉瓣关闭不全以外的原因需进行心脏手术,如冠状动脉旁路移植术(CABG)。 **MOD-AR**=超声心动图显示中度主动脉瓣反流。 **SEV-AR**=超声心动图显示重度主动脉瓣反流。 **LVSD**=左室收缩功能障碍,射血分数<50%。 **INFXN**=感染:感染性心内膜炎所致严重主动脉瓣反流,如处于急性期则是致命的。感染不易用药物控制且炎症消退后会遗留瓣膜功能障碍。 **FOLLOW**=临床随访,每年进行或者病情进展时

综合分析 (接上页)	随时进行超声心动图检查,如患者有重度主动脉瓣关闭不全需密切随访,如患者自觉无症状,应考虑进行运动负荷试验以进行客观评价。 AVR=建议主动脉瓣置换。如果患者因其他原因行心脏手术,同时予瓣膜置换术可降低围术期风险以及避免二次开胸。
点睛	MOD−AR+ASYM=FOLLOW MOD−AR+ASYM+CARD−SUR=AVR MOD−AR+SYM=AVR SEV−AR+ASYM=FOLLOW SEV−AR+ASYM+CARD−SUR=AVR SEV−AR+ASYM+LVSD=AVR SEV−AR+INFXN=AVR SEV−AR+SYM=AVR
讨论	经超声心动图证实的严重主动脉瓣关闭不全的患者,如果有症状或者有导致心力衰竭的结构重塑的证据,则应行瓣膜置换术。
禁忌证	无症状的瓣膜病患者首要死亡原因是外科手术!故需要医生仔细考虑症状是否真实存在及何时适合手术。
关键点	● 单独行主动脉瓣置换的死亡率是 4%,与 CABG 同时进行时是 7%。 ● 左室舒张末内径<55mm 且左室射血分数>55% 的患者行主动脉瓣置换术效果更好。

参考文献

1）Bonow RO, et al. ACC/AHA Guidelines for the Management of Patients with Valvular Heart Disease. J Am Coll Cardiol. 2006;48:e1–e148.

2）Enriquez–Sarano M, et al. Clinical practice. Aortic regurgitation. N Engl J Med. 2004;351:1539–1546.

3）Bekeredjian R, et al. Valvular Heart Disease: Aortic Regurgitation. Circulation. 2005;112:125–134.

二尖瓣狭窄的患者需要做外科手术吗?

关键概念	二尖瓣狭窄的患者是否需要外科手术或经皮介入术取决于其瓣膜形态、狭窄程度、临床症状、是否有左心房血栓,以及是否伴发二尖瓣关闭不全。
病史	现病史:劳力性呼吸困难,胸痛,房颤或血栓栓塞。 既往史:风湿性心脏病。
体格检查	开瓣音,S1 亢进,低调的舒张中期隆隆样杂音,右室抬举样搏动,心尖搏动消失。
心电图	左房扩大,右室肥厚,或者心房颤动。
影像	超声心动图:二尖瓣前叶变形,呈"曲棍"状,二尖瓣后叶固定,二尖瓣环钙化,瓣叶增厚。 X 线:左心房扩大,二尖瓣环钙化,肺动脉扩张。
综合分析 (续下页)	**MS-ECHO**=超声心动图检查显示二尖瓣中度(平均跨瓣压差 5~10mmHg, 肺动脉收缩压(PASP) 30~50mmHg,瓣口面积 1~1.5cm²)或重度狭窄(平均跨瓣压差>10mmHg, PASP>10mmHg, 瓣口面积<1cm²)。 **PCMBV**=建议患者行经皮二尖瓣球囊成形术。 **FVM**=适合行 PCMBV 的二尖瓣形态。 **UFVM**=不适合行 PCMBV 的二尖瓣形态。 **MVR**=建议患者行二尖瓣修补术或置换术。 **LATH**=左房附壁血栓。 **MSMR**=中度或重度的二尖瓣反流。 **SYMP**=劳力性或静息状态呼吸困难, 日常活动

综合分析 （接上页）	受限。 **PHTN**=肺动脉高压（肺动脉收缩压>50mmHg）。 **ASYM**=无症状或伴随情况。 **MED**=每年以病史、体格检查、胸部 X 线检查、心电图为依据评估病情，严重狭窄或有病情变化的患者需每年行超声心动图检查。
点睛	**MS–ECHO+FVM+SYMP=PCMBV** **MS–ECHO+FVM+PHTN=PCMBV** **MS–ECHO+UFVM=MVR** **MS–ECHO+LATH=MVR** **MS–ECHO+MSMR=MVR** **MS–ECHO+ASYM=MED**
讨论	有症状或有肺动脉高压的中度到重度二尖瓣狭窄患者，如瓣叶形态适合，应首选经皮二尖瓣球囊成形术。
禁忌证	PCMBV 不适合于中度至重度二尖瓣关闭不全的患者，会使症状加重，亦不适合于有左房附壁血栓的患者，因可能会导致体循环栓塞或血栓形成。
关键点	对于有明显二尖瓣瓣叶钙化、纤维化和瓣膜下瓣叶融合的患者，PCMBV 成功率不高，应首选 MVR。
参考文献	1) Bonow RO, et al. ACC/AHA 2008 Update of Valvular Heart Disease. J Am Coll Cardiol. 2006;48:e1–e148. 2) Carabello BA. Modern Management of Mitral Stenosis. Circulation. 2005;112:432–437.

二尖瓣关闭不全的患者需要做外科手术吗?

关键概念	二尖瓣关闭不全的患者是否需要外科干预取决于其临床症状和左室功能不全的程度。
病史	现病史:呼吸困难,运动耐量下降,乏力。 既往史:二尖瓣脱垂,冠状动脉疾病,风湿性心脏病,结缔组织病。
体格检查	心尖区全收缩期杂音,向腋下传导,心尖搏动移位。
心电图	左房、左室扩大
影像	超声心动图:左房、左室扩大,左室射血分数<60%,二尖瓣环或瓣叶钙化。 X线:左房、左室扩大,肺水肿,肺纹理增多。
综合分析	**SMR–ECHO**=超声心动图示重度二尖瓣反流:左房、左室扩大,反流量≥60mL/次,反流分数≥50%,反流口径≥40cm²,异常连枷样瓣叶。 **MVR**=建议二尖瓣修复或置换术。 **MED**=继续药物治疗,每年或者症状进展时即行超声心动图检查随访。 **ASYM**=无症状。 **SYMP**=呼吸困难,运动耐量下降,或乏力。 **LVSD**=左室射血分数<60%。 **ESD**=收缩末内径≥40mm。 **AFIB**=新发的房颤。 **PHTN**=肺动脉高压:肺动脉收缩压>50mmHg(静息时)或>60mmHg(运动时)。

E 点睛	**SMR−ECHO+SYMP=MVR** **SMR−ECHO+LVSD=MVR** **SMR−ECHO+ESD=MVR** **SMR−ECHO+AFIB=MVR** **SMR−ECHO+PHTN=MVR** **SMR−ECHO+ASYM=MED**
讨论	经超声心动图证实的严重二尖瓣关闭不全患者，如果有症状、有左心室扩大或心功能不全的证据、有肺动脉高压或出现房颤时，则应行二尖瓣瓣膜置换或修补术。
禁忌证	对于无症状的二尖瓣关闭不全且左心室功能保留的患者，修补术的可行性有明显的争议，故不推荐外科手术。
关键点	与二尖瓣置换术相比，二尖瓣修补术有更低的手术死亡率和更高的远期生存率，因此，如瓣膜条件允许，应首选修补术。
参考文献	1) Bonow RO, et al. Guideline Update of Valvular Heart Disease. J Am Coll Cardiol. 2006;48:e1–e148. 2) Foster E. Mitral Regurgitation Due to Regenerative Mitral Valve Disease. N Engl J Med. 2010;363:156–165. 3) Carabello BA. The Current Therapy for Mitral Regurgitation. J Am Coll Cardiol. 2008;52:319–326.

如何处理有二尖瓣狭窄的孕妇?

关键概念	患有二尖瓣狭窄的孕妇如何治疗取决于其症状表现、二尖瓣形态结构。只对有症状的患者进行治疗。
病史	现病史:劳力性呼吸困难,胸痛,房颤,血栓栓塞。既往史:风湿性心脏病。
体格检查	开瓣音,S1 亢进,低调的舒张中期隆隆样杂音,右室抬举样搏动,心尖搏动消失。
心电图	左房扩大,右室肥厚,或者心房颤动。
影像	超声心动图:二尖瓣前叶变形,呈"曲棍"状,二尖瓣后叶固定,二尖瓣环钙化,瓣叶增厚。X 线:左心房扩大,二尖瓣环钙化,肺动脉扩张。
综合分析	PREG–MS=确诊有二尖瓣狭窄的孕妇。 SYMP=劳力性或静息状态呼吸困难,日常活动受限,端坐呼吸,或药物治疗无效的肺水肿。 ASYM=患者无症状。 MED=药物治疗:呋塞米 80mg/d 和美托洛尔 25mg/d。 PCBMV=建议患者行经皮二尖瓣球囊成形术。 SURG=建议患者行二尖瓣修补术或置换术。 UFM=不适合行 PCMBV 的二尖瓣形态。
点睛	PREG–MS+ASYM=MED PREG–MS+SYMP=PCBMV PREG–MS+SYMP+UFM=SURG

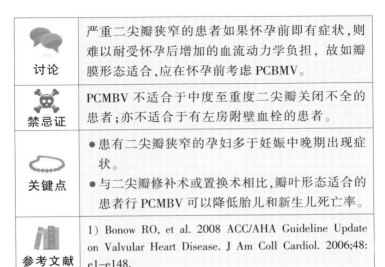

讨论	严重二尖瓣狭窄的患者如果怀孕前即有症状,则难以耐受怀孕后增加的血流动力学负担, 故如瓣膜形态适合,应在怀孕前考虑 PCBMV。
禁忌证	PCMBV 不适合于中度至重度二尖瓣关闭不全的患者;亦不适合于有左房附壁血栓的患者。
关键点	●患有二尖瓣狭窄的孕妇多于妊娠中晚期出现症状。 ●与二尖瓣修补术或置换术相比,瓣叶形态适合的患者行 PCMBV 可以降低胎儿和新生儿死亡率。
参考文献	1) Bonow RO, et al. 2008 ACC/AHA Guideline Update on Valvular Heart Disease. J Am Coll Cardiol. 2006;48: e1-e148.

三尖瓣关闭不全的患者需要做外科手术吗?

关键概念	三尖瓣关闭不全的患者是否需要进行外科手术取决于其临床症状和三尖瓣的形态特征。
病史	现病史:患者有心悸、水肿和气促。 既往史:风湿性心脏病,感染性心内膜炎,马方综合征,Ebstein 畸形(三尖瓣呈漏斗形)。 手术史:心内膜活检,放射治疗。
体格检查	全收缩期杂音在胸骨中段右侧缘最响亮,右心室抬举样搏动(胸骨左缘可触及),颈静脉怒张,腹水,肝大。
心电图	非特异性 ST-T 改变。
影像	超声心动图:右房和右室扩大,三尖瓣环扩大,射流紧缩口宽度>0.7cm,肝静脉收缩期反流。 X 线:右房扩大,奇静脉怒张,胸腔积液。
综合分析	**S-TR**=重度三尖瓣反流(射流紧缩口宽度>0.7cm,肝静脉收缩期反流)。 **MVD**=需外科手术的二尖瓣病变。 **SYMP**=患者有呼吸困难,心悸、乏力或无力等症状。 **AB-TVL**=异常的三尖瓣瓣叶,不宜行瓣环成形术或修补术。 **MED**=药物治疗,每年一次或症状变化时随时进行超声心动图检查。 **SURG-T**=建议患者行三尖瓣外科修补术或置换术。

E 点睛	**S–TR=MED** **S–TR+SYMP=SURG–T** **S–TR+MVD=SURG–T** **S–TR+AB–TVL=SURG–T**
讨论	因手术容易、术后恢复周期短,凡三尖瓣瓣叶形态适合修补术的患者均应首选修补术。但是,修补术也有较高的三尖瓣关闭不全复发率。
禁忌证	三尖瓣关闭不全的患者如无症状且肺动脉收缩压<60mmHg、二尖瓣正常,则不推荐行瓣膜置换术或瓣环成形术。
关键点	●三尖瓣关闭不全患者同时行其他瓣膜修补术的手术死亡率为 6%~14%。 ●有症状的三尖瓣关闭不全患者,应在右心室收缩末期容积≥20cm^{2}或出现贫血(血红蛋白≤11.3g/dL)前手术,这时手术无事件生存率较高。
参考文献	1) Bonow RO, et al. ACC/AHA 2008 Guideline Update on Valvular Heart Disease: Focused Update on Infective Endocarditis. J Am Coll Cardiol. 2006;48:e1–e148.

患者有心内膜炎吗?

关键概念	心内膜炎的诊断取决于其是否符合主要的和次要的 Duke 标准。
病史	现病史:发热症状,或新出现的心脏杂音。 既往史:先天性心脏病,感染性心内膜炎史,二尖瓣脱垂。 手术史:机械瓣膜置换史。 个人史:注射毒品史。
体格检查	新出现的瓣膜反流杂音,点状出血,结膜淤点,Janeway 损害,Osler 结节,Roth 斑。
影像	超声心动图:可发现心脏腔内振荡物,瓣周脓肿,机械瓣膜裂开。
综合分析 (续下页)	**Duke 诊断标准** **MAJOR**=主要标准: (1)2 次独立的血培养均为感染性心内膜炎致病微生物阳性（金黄色葡萄球菌,草绿色链球菌,HACEK,牛链球菌）。 (2)心内膜受累(超声心动图证实或新出现的瓣膜反流杂音)。 **MINOR**=次要标准: (1)发热。 (2)易患体质(静脉注射吸毒者或心脏本身存在易患因素)。 (3)血管现象 (动脉栓塞,Janeway 损害,结膜出血,感染性肺栓塞)。 (4)免疫学现象(Roth 斑,Osler 结节,肾小球肾炎或

✳️ **综合分析** （接上页）	类风湿因子）。 (5) 微生物证据（血培养阳性但不符合主要诊断标准）。 **1MAJOR**=患者满足 1 项主要标准。 **2MAJOR**=患者满足 2 项主要标准。 **3MINOR**=患者满足 3 或 4 项次要标准。 **5MINOR**=患者满足 5 项次要标准。 **EC**=根据 Duke 标准患者被诊断为心内膜炎。
E 点睛	**2MAJOR=EC** **1MAJOR+3MINOR=EC** **5MINOR=EC**
💬 讨论	Duke 诊断标准综合了基于体格检查、影像、微生物证据的主要和次要标准。患者如满足 2 项主要标准、1 项主要标准加 3 项次要标准，或 5 项次要标准均可确诊为心内膜炎。
📿 关键点	●TTE(经胸超声心动图)和 TEE(经食管超声心动图)可因赘生物太小或已经脱落形成栓塞而产生假阴性结果。 ●金黄色葡萄球菌是感染性心内膜炎最常见的致病菌。
📚 参考文献	1) Baddour LM, et al. Infective Endocarditis. Circulation. 2005;111: e394–e434. 2) Mylonakis E, et al. Infective Endocarditis in Adults. N Engl J Med. 2001; 345:1318–1330.

患者需要预防心内膜炎吗?

 关键概念	患者是否开始感染性心内膜炎(IE)的预防性治疗取决于心脏病变情况、危险因素和手术类型。
 病史	现病史:心脏病患者进行外科手术或侵入性治疗。 既往史:IE,先天性心脏病(CHD),机械瓣膜置换(MHV),二尖瓣脱垂,风湿性心脏病。 手术史:瓣膜置换术史,先心病修补术史,心脏移植。
 体格检查	心脏杂音,胸骨切开术手术瘢痕。
🖥️ **影像**	超声心动图:MHV,CHD,重度自体瓣膜性心脏病。
🧬 **综合分析** (续下页)	**HIGHR**=有以下心脏情况的患者发生 IE 时更易发生不良后果:MHV,感染性心内膜炎史,未修复的先心病(包括姑息性导管和支架治疗),完全修复的先心病(使用人工材料或器械,术后 6 个月内),修复的先心病在使用人工材料和"补丁"修复的部位有残存缺损,出现心脏瓣膜病的心脏移植患者。 **DP**=牙科手术操作,包括牙周组织操作或口腔黏膜穿孔。 **GI/GU**=胃肠道、泌尿生殖道的操作,包括内镜检查,结肠镜检查,膀胱镜检查,经阴道的分娩,子宫切除术。 **RSP**=损伤呼吸道的呼吸系统的操作,包括活组织检查,脓肿引流或脓胸。 **ISMS**=涉及感染性皮肤、皮肤挛缩或肌肉骨骼组

综合分析 （接上页）	织的手术。 **DPR=DP** 的预防方案是：阿莫西林 2g 口服，或氨苄西林 2g 静滴（口服不能耐受时）；如青霉素过敏，克林霉素 600mg 口服，如口服不能耐受则静滴。 **RPR=RSP** 的预防方案是：阿莫西林 2g 口服，或氨苄西林 2g 静滴（口服不能耐受时）；如青霉素过敏，万古霉素 1g 口服，如口服不能耐受则静滴。 **IPR=ISMS** 的预防方案是：阿莫西林 2g 口服，或氨苄西林 2g 静滴（口服不能耐受时）；如青霉素过敏，克林霉素 600mg 口服，如口服不能耐受则静滴。 **NP**=不预防用药。
点睛	**HIGHR+DP=DPR** **HIGHR+RSP=RPR** **HIGHR+ISMS=IPR** **HIGHR+GI/GU=NP**
讨论	拟行 DP、RSP、ISMS 的患者有出现 IE 的高风险，故推荐预防用药，对经 GI/GU 治疗的患者则不推荐。
关键点	●如果在手术前因疏忽没有给予抗生素治疗，术后 2 小时内仍可以加用。 ●自体的或人工瓣膜性心内膜炎的总死亡率仍高达 20%~25%，其中多死于中枢神经系统栓塞和血流动力学异常。

参考文献

1）Wilson W, et al. Prevention of Infective Endocarditis: Guidelines from the American Heart Association. Circulation. 2007;116:1736–1754.

2）Mylonakis E, et al. Infective Endocarditis in Adults. N Engl J Med. 2001;345:1318–1330.

自体瓣膜心内膜炎患者需要做外科手术吗?

关键概念	自体瓣膜心内膜炎(NVE)患者是否手术取决于有无并发症。
病史	现病史:劳力性呼吸困难,乏力,虚弱。 既往史:先天性心脏病(CHD),既往 IE,二尖瓣脱垂。 手术史:静脉吸毒。
体格检查	递减的舒张期杂音, 心尖舒张中期隆隆样杂音(Austin Flint 杂音),心尖区全收缩期杂音向腋下放射, 心尖搏动移位, 点状出血, 结膜淤点, Janeway 损害 (手掌或足底的结节状红斑损害), Roth 斑 (视网膜出血伴中心苍白点),Osler 结节(手或足出现的红色痛性结节)。
影像	超声心动图:发现心腔内有震荡物,瓣周脓肿,左房和左室扩大,左室射血分数<40%,室壁运动异常。
综合分析	**NVE**=患者诊断为自体瓣膜心内膜炎。 **SURG**=建议患者行外科瓣膜修补或置换术。 **HF**=患者有心力衰竭(劳力性或静息时呼吸困难、乏力、虚弱)。 **S-REG**=伴有血流动力学异常的严重主动脉瓣或二尖瓣关闭不全,例如左室舒张末压力增加或者因主动脉瓣反流导致二尖瓣提前关闭。 **UMT-F**=药物治疗无效或真菌感染的心内膜炎。 **COMP**=感染性心内膜炎心血管并发症:心脏传导阻滞,瓣周脓肿,瘘管形成。

E 点睛	**NVE + HF = SURG** **NVE + S–REG = SURG** **NVE + UMT–F = SURG** **NVE + COMP = SURG**
讨论	对需要行外科手术的自体瓣膜心内膜炎患者,宜优先选择瓣膜修补而非置换术,因其具有更低的手术死亡率且远期预后更好。
关键点	有静脉吸毒史及 HIV 感染的患者有更高的复发及再手术风险。
参考文献	1) Bonow RO, et al. 2008 Guideline Update of Valvular Heart Disease. J Am Coll Cardiol. 2006;48:e1. 2) Fedoruk LM, et al. Predictors of Recurrence and Reoperation for Prosthetic Valve Endocarditis after Valve Replacement Surgery for Native Valve Endocarditis. Thorac Cardiovasc Surg. 2009;137:326–333.

如何对人工瓣膜心内膜炎进行药物治疗?

关键概念	人工瓣膜心内膜炎患者的抗生素选择依赖于血培养结果和 β-内酰胺酶皮试结果。
病史	现病史:发热和(或)新出现的杂音。 既往史:先天性心脏病,感染性心内膜炎,二尖瓣脱垂。 手术史:心脏瓣膜置换术。 个人史:静脉毒品使用。
体格检查	新发的瓣膜反流杂音,点状出血,结膜淤点,Janeway 损害 (手掌或足底的结节状红斑损害),Roth 斑 (视网膜出血伴中心苍白点),Osler 结节 (手或足出现的红色痛性结节)。
影像	超声心动图:发现心腔内有震荡物,瓣周脓肿,心脏机械瓣膜裂开。
综合分析 (续下页)	**PVIE**=患者诊断为人工瓣膜感染性心内膜炎。 **STREP**=2 次血培养草绿色链球菌或牛链球菌阳性。 **STAPH**=2 次血培养金黄色葡萄球菌阳性。 **ENTRC**=2 次血培养肠球菌阳性。 **HACEK**=2 次血培养 HACEK 微生物阳性 (嗜沫嗜血杆菌、伴放线放线杆菌、心杆菌、侵蚀艾肯菌或金氏金菌)。 **CNEG**=血培养阴性心内膜炎(在同一种标准血培养系统中,培养 3 次无病原学证据)。 **ABL**=对 β-内酰胺类抗生素过敏。 **CTX-6**=头孢曲松钠 2g/24h 静滴,持续 6 周。

综合分析 （接上页）	**CTX-4**=头孢曲松钠 2g/24h 静滴,持续 4 周。 **GENT-2**=庆大霉素 3mg/(kg·d)，均分为 3 次静滴,持续 2 周。 **GENT-6**=庆大霉素 3mg/(kg·d)，均分为 3 次静滴,持续 6 周。 **NAF**=萘夫西林 12 g /d,均分为 6 次静滴 ,持续 6 周。 **RIF**=利福平 900mg/d,均分为 3 次静滴 ,持续 6 周。 **AMP**=氨苄西林-舒巴坦 12g/d,均分为 4 次静滴,持续 4 周。 **VANC**=万古霉素 30mg/(kg·d),均分为 2 次静滴,持续 6 周。 **CIPRO**=环丙沙星 800 mg/d,均分为 2 次静滴,持续 4 周。
点睛	**PVIE+STREP=CTX-6+GENT** **PVIE+STAPH=NAF+RIF+GENT** **PVIE+ENTRC=AMP** **PVIE+HACEK=CTX-4** **PVIE+STREP+ABL=VANC** **PVIE+STREP+ABL=VANC+RIF+GENT** **PVIE+ENTRC+ABL=VANC+GENT-6** **PVIE+HACEK+ABL =CIPRO**
讨论	有人工瓣膜心内膜炎的患者应根据血培养及药物敏感性结果选择合适的抗生素。

 关键点	●金黄色葡萄球菌感染比草绿色链球菌感染所致心内膜炎死亡率低。 ●经有效抗生素治疗的感染性心内膜炎患者栓塞风险下降。
 参考文献	1) Baddour LM, et al. Infective endocarditis: diagnosis, antimicrobial therapy, and management of complications: a statement for healthcare professionals from the Committee on Rheumatic Fever, Endocarditis, and Kawasaki Disease, Council on Cardiovascular Disease in the Young, and the Councils on Clinical Cardiology, Stroke, and Cardiovascular Surgery and Anesthesia, American Heart Association: endorsed by the Infectious Diseases Society of America. Circulation. 2005;111:e394-e434.

人工瓣膜心内膜炎患者需要做外科手术吗?

关键概念	人工瓣膜心内膜炎(PVE)患者是否进行外科手术取决于有无并发症。
病史	现病史:劳力性呼吸困难,乏力,虚弱。 既往史:先天性心脏病(CHD),IE 史,二尖瓣脱垂。 手术史:人工瓣膜置换术。 个人史:静脉吸毒史。
体格检查	递减的舒张期杂音, 心尖舒张中期隆隆样杂音(Austin Flint 杂音),心尖区全收缩期杂音向腋下放射,心尖搏动点移位,点状出血,结膜淤点,Janeway 损害(手掌或足底的结节状红斑损害),Roth 斑(视网膜出血伴中心苍白点),Osler 结节(手或足出现的红色痛性结节)。
影像	超声心动图:发现心腔内有震荡物,瓣周脓肿,左房和左室扩大,左室射血分数<40%,室壁运动异常。
综合分析	**PVE**=患者诊断为人工瓣膜心内膜炎。 **SURG**=建议患者行外科瓣膜修补或置换术。 **HF**=患者有心力衰竭(劳力性或静息时呼吸困难,乏力,虚弱)。 **REG**=患者瓣膜阻塞增加或反流加重。 **UMT−F**=药物治疗无效或真菌感染的心内膜炎。 **COMP**=心内膜炎的心血管并发症:心脏传导阻滞,瓣周脓肿,瘘管形成。

E 点睛	**PVE + HF = SURG** **PVE + REG = SURG** **PVE + UMT−F = SURG** **PVE + COMP = SURG**
讨论	对需要行外科手术的人工瓣膜心内膜炎(PVE)患者,宜优先选择瓣膜修补术而非置换术,因其手术死亡率更低且远期预后更好。
关键点	● 有静脉毒品使用史及 HIV 感染的患者有更高的复发及再手术风险。 ● 术后 6 个月内出现 PVE 的患者远期死亡率增加。
参考文献	1) Bonow RO, et al. ACC/AHA 2008 Guideline Update on Valvular Heart Disease: Focused Update on Infective Endocarditis. J Am Coll Cardiol. 2008;118:887−896.

如何使用药物治疗心内膜炎?

🔑 关键概念	自体瓣膜心内膜炎患者的抗生素选择依赖于血培养结果。
📋 病史	现病史:发热和(或)新出现的杂音。 既往史:先天性心脏病,感染性心内膜炎史,二尖瓣脱垂。 手术史:机械瓣膜置换术。 个人史:静脉吸毒史。
🩺 体格检查	新发的瓣膜反流杂音,点状出血,结膜淤点,Janeway 损害,Osler 结节,Roth 斑。
🩻 影像	超声心动图:发现心腔内有震荡物,瓣周脓肿,机械瓣膜裂开。
综合分析 (续下页)	NVIE=患者诊断为自体瓣膜感染性心内膜炎。 STREP=2 次血培养草绿色链球菌或牛链球菌阳性。 STAPH=2 次血培养金黄色葡萄球菌阳性。 ENTRC=2 次血培养肠球菌阳性。 HACEK=2 次血培养 HACEK 微生物阳性 (嗜沫嗜血杆菌、伴放线放线杆菌、心杆菌、侵蚀艾肯菌或金氏金菌)。 CNEG=血培养阴性心内膜炎(在同一种标准血培养系统中,培养 3 次无病原学证据)。 CTX-GENT=头孢曲松钠 2g 和庆大霉素 3mg/(kg·d),静滴,持续 2 周。 NAF-GENT=萘夫西林 12 g /d,均分为 6 次静滴,持续 6 周;庆大霉素 3mg/(kg·d),均分为 3 次

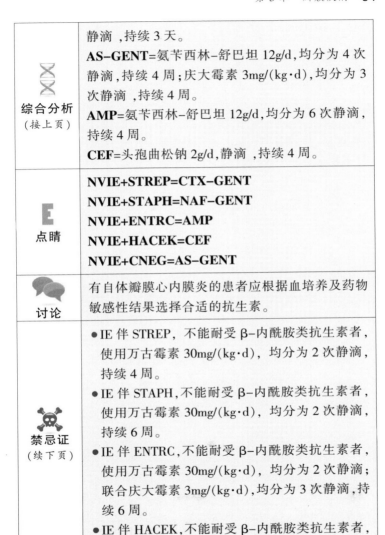综合分析 （接上页）	静滴，持续 3 天。 **AS-GENT**=氨苄西林–舒巴坦 12g/d，均分为 4 次静滴，持续 4 周；庆大霉素 3mg/(kg·d)，均分为 3 次静滴，持续 4 周。 **AMP**=氨苄西林–舒巴坦 12g/d，均分为 6 次静滴，持续 4 周。 **CEF**=头孢曲松钠 2g/d，静滴，持续 4 周。
E 点睛	**NVIE+STREP=CTX–GENT** **NVIE+STAPH=NAF–GENT** **NVIE+ENTRC=AMP** **NVIE+HACEK=CEF** **NVIE+CNEG=AS–GENT**
讨论	有自体瓣膜心内膜炎的患者应根据血培养及药物敏感性结果选择合适的抗生素。
禁忌证 （续下页）	● IE 伴 STREP，不能耐受 β–内酰胺类抗生素者，使用万古霉素 30mg/(kg·d)，均分为 2 次静滴，持续 4 周。 ● IE 伴 STAPH，不能耐受 β–内酰胺类抗生素者，使用万古霉素 30mg/(kg·d)，均分为 2 次静滴，持续 6 周。 ● IE 伴 ENTRC，不能耐受 β–内酰胺类抗生素者，使用万古霉素 30mg/(kg·d)，均分为 2 次静滴；联合庆大霉素 3mg/(kg·d)，均分为 3 次静滴，持续 6 周。 ● IE 伴 HACEK，不能耐受 β–内酰胺类抗生素者，

禁忌证 (接上页)	使用环丙沙星 800 mg/d,均分为 2 次静滴。 ●IE 伴 CNEG,使用环丙沙星 800 mg/d,均分为 2 次静滴。
关键点	●金黄色葡萄球菌感染比草绿色链球菌感染所致心内膜炎死亡率低。 ●经有效抗生素治疗的感染性心内膜炎患者栓塞风险下降。
参考文献	1) Baddour LM. Infective Endocarditis: Diagnosis, Antimicrobial Therapy, and Management Complications Circulation. 2005;111:e394–e434.

如何处理感染的起搏器?

 关键概念	起搏器感染可通过起搏器囊袋、电极和血液的阳性培养结果证实(起搏器囊袋存在炎症表现、缺乏其他来源的菌血症和设备移出后血液感染消退)。囊袋感染包括囊袋本身和皮下的电极部分。更深的感染可累及穿过静脉的电极部分,引起菌血症和(或)血管内感染。
病史	新近的器械植入,尤其是择期二次操作(如起搏器更换),新植入器械,设备修理。永久性设备植入之前行临时起搏。
 体格检查	全身症状:发热,寒战,心神不安,厌食症,恶心,发汗,症状性心力衰竭。 起搏器位置:囊袋感染;在囊袋部位有局部炎症的迹象,包括肿胀、红斑、发热、压痛、分泌物、脓性分泌物、皮肤溃疡,以及起搏器或电极侵蚀。
影像	经食管超声心动图所见的疣状赘生物可发生于沿电极走行的任何地方,包括右房或右室的心内膜。 胸部 X 线检查可发现肺炎、脓胸、肺脓肿。
综合分析 (续下页)	**INPM**=起搏器感染。 **PPBC**=血培养持续阳性 (血培养持续阳性的患者应该用抗生素治疗至少 4 周,即使经食管超声心动图未发现疣状赘生物或者没有其他的感染证据)。 **T4W**=至少治疗 4 周。 **DR**=移除器械(不管临床症状如何,移除起搏器和

综合分析 （接上页）	电极）。 移除器械的适应证： 1）如果有起搏器/AICD 感染的临床或者超声心动图证据。 2）如果没有其他来源的金黄色葡萄球菌菌血症。 3）如果在适当抗生素治疗一个疗程后复发金黄色葡萄球菌菌血症。 **AMT**=抗菌治疗。 **GS−BCX**=应该做革兰染色、细菌培养以及电极头端培养。 所有患者都应该在初期评估时行至少两次血培养。记录阴性培养结果。血培养应该在设备移除后复查。 **PNI**=起搏器没有感染。 **SD**=抢救设备：如果满足下面的条件：没有临床/经食管超声的感染证据，没有容器感染的证据，和设备没有被维修，那么患者的菌血症有明确的来源而不是设备（包括瓣膜感染）。用抗生素治疗菌血症然后观察以防复发。随后，不明原因的复发暗示设备感染，需要取出这个装置。
点睛	**INPM=DR+GS−BCX+AMT** **PPBC=T4W+AMT** **PNI=SD+AMT**

讨论	什么时候得出感染的结论： 1)患者血培养阴性、近期应用抗生素之前、食管超声发现瓣膜赘生物时,应该咨询感染科疾病专家。 2)如果一个被感染的心脏装置不能移除,在完成一个最初的治疗后长期抑制性抗菌治疗应该执行并确保临床对治疗的反应。 再植入术评估：在新设备被安置之前应进行这个设备持久需要的重新评价。 再植入术的时机：在一个新设备植入之前充分的清创和控制感染应该在所有部位完成。
关键点	这些表皮细菌（可在来自经皮肤穿刺抽取液或脓肿抽取物的培养基上生长）被认为是病原菌。与感染性心内膜炎不同，需要复杂营养的和罕见的微生物（这些微生物不能生长或不能用常规的实验方法染色）还不能被确认为起搏器感染的病原菌。 警告:在设备取出期间,疣状赘生物有导致肺栓塞的风险。
参考文献	1) Sohail MR, et al. Management and Outcome of Permanent Pacemaker and Implantable Cardioverter–Defibrillator Infections. J Am Coll Cardiol. 2007;49;1851–1859. 2) Baddour LM, et al. Nonvalvular Cardiovascular Device–Related Infections. Circulation. 2003;108;2015–2031.

第 **4** 章

其他心脏疾病

患者是否患淀粉样变心肌病?

关键概念	淀粉样变心肌病的诊断依赖于体征、超声心动图的表现和组织活检。
病史	现病史:呼吸困难,疲劳,晕厥。 既往史:AL(原发性)淀粉样变性。 家族史:家族性淀粉样变性。
体格检查	外周水肿,肝大,低血压,颈静脉压升高,眶周紫癜。
心电图	低电压,房颤。
影像	超声心动图:心肌呈现增强的颗粒状光点回声、左室壁增厚、右室壁增厚和右心室扩张,二尖瓣和主动脉瓣瓣叶增厚。
综合分析	**AC**=淀粉样变心肌病。 **SYMP**=症状是呼吸困难、疲劳和(或)晕厥。 **ECHO**=超声心动图:心肌呈现增强的颗粒状光点回声、左室壁增厚、右室壁增厚和右心室扩张,二尖瓣和主动脉瓣瓣叶增厚。 **NCARD-BX**=进行非心脏组织和(或)腹部脂肪垫、直肠或肾活检阳性,显示淀粉样蛋白沉积物。 **IN-NCARD-BX**=不确定进行非心脏组织活检。 **CARD-BX**=心内膜心肌活检阳性,显示淀粉样蛋白沉积物。

E 点睛	**SYMP+ECHO+NCARD–BX=AC** **SYMP+ECHO+IN–NCARD–BX+ CARD–BX=** **AC**
讨论	对不明原因的心力衰竭和超声心动图提示心室壁增厚的患者,特别是并存其他的线索,如不明原因的肾功能不全或者房颤时,应该进一步排除心肌淀粉样变性。
关键点	● 心内膜下心肌活检的敏感性几乎是 100%,因为淀粉样物会沉积在整个心脏。 ● 对于在其他器官存在淀粉样物沉积和有高血压病史的患者,在不能确定心室增厚是心肌淀粉样变性还是高血压心脏病时,心肌组织活检有助于明确诊断。
参考文献	1) Falk RH. Diagnosis and Management of the Cardiac Amyloidosis. Circulation. 2005;112:2047–2060.

如何处理不典型心绞痛(心脏 X 综合征)的患者?

关键概念	心脏 X 综合征的治疗基于应用药物和去除危险因素来缓解疼痛。
病史	现病史:活动或休息时出现胸痛或心前区不适,大约持续 10 分钟。 既往史:高血压,高脂血症,糖尿病。 个人史:吸烟,酗酒。
心电图	心电图:正常;ST 段压低。
影像	冠状动脉造影:正常。 心脏 MRI:心内膜下心肌灌注缺损。
综合分析	**RF–RED**=减少危险因素:吸烟,高血压,高脂血症,胆固醇,肥胖,缺乏活动。 **ATEN**=阿替洛尔 100mg/d,持续 4 周。 **AMLO**=氨氯地平 10mg/d。 **NITR**=单硝酸异山梨酯 10mg, bid。 **CSX**=心脏 X 综合征。
点睛	**CSX=RF–RED+/–ATEN/AMLO/NITR**
讨论	心脏 X 综合征被认为是由微血管病变、内皮功能紊乱和痛觉过敏引起的。危险因素为:肥胖、高血压、血脂异常、糖耐量异常和促炎症状态。X 综合征很少引起心肌梗死,并且预后良好。

关键点	10%~20%的患者有典型的心绞痛且冠状动脉造影正常。
参考文献	1）Fraker TD, et al. 2007 Chronic Angina Focused Update of the ACC/AHA 2002 Guidelines for the Management of Patients with Chronic Stable Angina. J Am Coll Cardiol. 2007;50:2264. 2）Panting JR, et al. Cardiac Syndrome X. N Engl J Med. 2002;346: 1948–1953.

如何处理急性心包炎的患者?

关键概念	急性心包炎的治疗主要为缓解疼痛、控制炎症以及明确是否存在心包积液。
病史	现病史:突然出现尖锐的胸痛,吸气时加重,身体前倾时缓解。 既往史:风湿性心脏病,心肌梗死,肺癌,系统性红斑狼疮。 手术史:冠状动脉旁路移植术。
体格检查	心包摩擦音、奇脉(在吸气时触不到桡动脉或肱动脉搏动)、心音遥远、颈静脉压(JVP)升高。
心电图	广泛导联 ST 段抬高和(或)PR 压低。心脏压塞[窦性心动过速,低电压,或者电交替(QRS 间形态、电压或极性呈交替性变化)]。 图 4-1
影像	超声心动图:心包积液,心脏压塞(舒张期右心室和右心房塌陷,心脏在积液中呈摆动征)。

综合分析	**APC**=急性心包炎的患者。 **CTAMP**=心脏压塞的患者。 **CT-AD**=结缔组织病或自身免疫性疾病。 **RCT**=对药物治疗无反应的复发性心包炎患者。 **PEF20**=超声心动图显示心包积液>20mm。 **PTN**=疑似化脓性、结核性、肿瘤性心包炎。 **I-C**=布洛芬 300 mg q6h 和秋水仙碱 0.5 mg bid。 **INEFF I-C**=I-C 方案无效。 **GLC**=糖皮质激素：泼尼松 1mg/(kg·d)，短期应用，炎症改善后逐渐减量。 **PCDS**=建议患者行心包穿刺术。 **PCT**=建议患者行心包切除术。
点睛	**APC=I-C** **APC+INEFF I-C=GLC** **APC+CT-AD=GLC** **APC+CTAMP=PCDS** **APC+PEF20=PCDS** **APC+PTN=PCDS** **APC+RCT=PCT**
讨论	急性心包炎起始应用非甾体类抗炎药和秋水仙碱治疗。类固醇(例如泼尼松)适用于对这些一线药物无反应、结缔组织病和自身免疫性心包炎的患者，有心脏压塞、大量心包积液(>20mm)或者 PTN 的患者应该考虑心包穿刺术。心包切除术限于药物治疗控制不佳的、反复发作的心包炎患者。

☠ 禁忌证	● 主动脉夹层是心包穿刺术的主要禁忌证。 ● 心包穿刺术的相对禁忌证是未纠正的凝血障碍；正在进行抗凝治疗；血小板减少（<50×10⁹/L）；少量的、位于后壁的、局限性心包积液。
关键点	● 患者经心包切除术后复发心包炎可能是由于心包切除不完全。 ● 心包炎合并急性心肌梗死时，阿司匹林（650mg，q6h）优于布洛芬。 ● 有发热、口服抗凝药治疗史、心包炎合并外伤、心肌心包炎和大量心包积液（>20mm)的患者预后不良。
参考文献	1）Hoit BD. Management of Effusive and Constrictive Pericardial Heart Disease. Circulation. 2002;105;2939 – 2942. 2）Lange RA. Acute Pericarditis. N Engl J Med. 2004; 351:2195–2202.

如何处理心脏压塞的患者?

关键概念	降低升高的心包内压力是心脏压塞急性处理的根本。
病史	现病史:胸痛;呼吸急促、呼吸困难。 既往史:恶性肿瘤(特别是胸腔转移),自身免疫性疾病,甲状腺异常,尿毒症,心包炎,胸部创伤,近期胸廓切开术,肺结核。
体格检查	心动过速,低血压,颈静脉怒张,奇脉,Kussmaul征。
心电图	低电压,心动过速,电交替(QRS 间形态、电压或极性呈交替性变化)。
影像	胸部 X 线:心脏轮廓扩大,特别是和之前相比明显增大。 超声心动图:是确诊的最好方法,可以直接看到心包里的液体,也是评估是否压塞的证据,对治疗计划的制订和心包引流非常有帮助。 胸部 CT:心包积液在常规的非门控的 CT 扫描中显示夸大,是由于在扫描过程中心脏运动造成的。
综合分析 (续下页)	**CTP**=以超声心动图诊断心脏压塞的患者。 **REC**=引流后复发心包积液的患者。 **PCDS**=建议患者行心包穿刺术。 **PW**=建议患者行心包开窗或心包剥离术。 **MED–TX**=药物治疗。准备心包引流的患者不需要利尿,因为利尿能导致前负荷降低并且引起心血管塌陷。应开始静脉输液并持续应用直至心包

综合分析 （接上页）	腔压力降低。心包积液应立即送检行病因学诊断，如培养、细胞学检查和腺苷脱氨酶检测。心包开窗或心包剥离术后可将标本进行心包活检。通常放置心包引流管来引流残余心包积液，但应该尽早移除以防止心包炎的发生。
点睛	**CTP=PCDS+MED−TX** **REC+CTP=PCDS+PW+MED−TX**
讨论	心包穿刺术前应行影像学检查，以确定最好的穿刺入路(心尖部或剑突下)。
禁忌证	等待心包引流的患者切勿进行利尿治疗！
关键点	超声心动图是诊断心脏压塞和制订引流策略的最好方法。
参考文献	1）Seferovic MB, et al. Guidelines on the diagnosis and management of pericardial diseases executive summary; The task force on the diagnosis and management of peri-cardial diseases of the European Society of Cardiology. Eur Heart J. 2004;25:387. 2）Spodick DH. Acute Cardiac Tampondae. N Engl J Med. 2003;349: 684–690.

怀疑主动脉夹层时该怎么办?

关键概念	对怀疑主动脉夹层(AD)的患者,首要处理是稳定患者的血压和心率,选择合适的影像方法以判断主动脉夹层是否存在。
病史	现病史:典型急剧的撕裂样胸痛,放射至背部。随着夹层的发展,可以出现下述症状或体征:主动脉瓣反流、心脏压塞、心肌梗死、卒中、出血性休克。 既往史:外周血管疾病、胶原血管疾病、结节性脉管炎、梅毒、二叶式主动脉瓣。 手术史:主动脉瓣置换术、近期冠状动脉旁路移植术或者心脏导管介入术。 家族史:马方综合征、埃-当综合征(Ehlers-Danlos syndrome)。 个人史:吸烟、可卡因滥用。
体格检查	舒张期递减型杂音, 双上肢收缩压差值>20mmHg,奇脉(在吸气时触不到桡动脉或肱动脉搏动)。
心电图	非特异性 ST 和 T 波改变。ECG 可能显示为正常或急性心肌梗死。
影像 (续下页)	经食管超声心动图(TEE):可以显示胸主动脉、主动脉根部和主动脉瓣。优点:没有辐射、没有对比剂肾损害。对 ICU/CCU 中转运非常困难的患者可以在床旁检查。缺点:不能显示腹部动脉。 CT 扫描:可以显示主动脉全段。优点:可以迅速检查,在大多数急诊室具备检查条件。可以看到整个夹层及受累的分支血管。缺点:有辐射、对比剂

 影像 (接上页)	肾损害。 MRI:优缺点同 CT,但是费用更高,获取图像时间更长。
综合分析	**SAD**=基于临床症状怀疑主动脉夹层的患者。 **HU** = 血流动力学不稳定:低血压(收缩压<90mmHg)或者休克证据(精神状态改变或者肌酐清除下降)。 **HS**=血流动力学稳定:血压正常、精神正常、无休克证据。 **STAB**=稳定:尽快确定低血压是否源自心脏压塞、出血性休克或者急性心肌梗死,并快速治疗。 **IMAGE**=尽快得到诊断性影像学资料以确认主动脉夹层的诊断和分型。根据机构优势和有效性可以选择经食管超声心动图、CT 或 MRI。 **MED-TX**=药物治疗。目的是降低心率和血压,以降低导致夹层扩展的剪切力。需要重症监护。使用吗啡镇痛。静脉应用 β-受体阻滞剂将心率控制在 60 次/分以下(拉贝洛尔 20mg 静脉注射,q10 min,最大用量 300mg),维拉帕米作为二线药物。将收缩压控制在 100~120mmHg(静脉应用 β-受体阻滞剂作为一线药物,可以加用硝普钠 0.5μg /(kg·min),可以加量至 3μg /(kg·min)。 **AD**=影像学确诊的主动脉夹层。 **CVS**=心外科或血管外科会诊。A 型主动脉夹层(累及升主动脉)是一种外科急症,应该尽快进行心外科或血管外科会诊。B 型主动脉夹层(未累及升主动脉)通常可以内科治疗,但如果存在持续出血,可能需要进行手术。如果患者病情不稳定,及时请心外科或血管外科会诊。

E 点睛	SAD+HU=STAB+IMAGE SAD+HS=IMAGE+MED−TX AD+HU=CVS+STAB AD+HS=CVS+MED−TX
讨论	怀疑存在主动脉夹层的患者，需要控制血压以降低对主动脉壁的剪切力，从而阻断夹层扩展的可能和主动脉的破裂。
禁忌证	不能使用减轻后负荷但不减轻收缩力的药物，因为这样会增加剪切力，并导致夹层恶化（例如肼屈嗪）。
关键点	首先稳定患者，再通过影像学资料确定诊断。病情稳定的患者，在等待做影像学检查时可予内科药物治疗。
参考文献	1）Erbel R, et al. Diagnosis and Management of Aortic Dissection: Recommendations of the European Society of Cardiology. Eur Heart J. 2001;22:1642–1681. 2）Nienhaber CA, et al. Aortic Dissection: New Frontiers in Diagnosis and Management. Circulation. 2003;108:628–635.

如何处理主动脉夹层的患者?

关键概念	决定对主动脉夹层的患者进行内科药物治疗还是外科手术基于夹层的部位和并发症。
病史	现病史:典型急剧的撕裂样胸痛,可放射至背部。随着夹层的发展,可以出现下述症状:主动脉瓣反流、心脏压塞、心肌梗死、卒中、出血性休克。 既往史:外周血管疾病,胶原血管疾病,结节性脉管炎,梅毒,二叶式主动脉瓣。 手术史:主动脉瓣置换术、近期冠状动脉旁路移植术或者心脏导管介入术。 家族史:马方综合征、埃-当综合征(Ehlers-Danlos syndrome)。 个人史:吸烟、可卡因滥用。
体格检查	舒张期递减型杂音,双上肢收缩压差值>20mmHg,奇脉(在吸气时触不到桡动脉或肱动脉搏动)。
心电图	非特异性 ST 和 T 波改变。ECG 可能显示为正常或急性心肌梗死。
影像	X 线:纵隔增宽,胸腔积液。 超声心动图:飘动内膜片,真、假腔形成,假腔内血栓形成,升主动脉内径>5cm,主动脉瓣反流,心包积液。

SA−AD=Stanford A 型主动脉夹层(夹层累及升主动脉)。这是一种外科急症,患者通常非常危险,因为夹层扩展可能损伤颈动脉、冠状动脉、主动脉瓣、心包腔。

SB−AD=Stanford B 型主动脉夹层(夹层未累及升主动脉)。如果不存在严重的即将破裂的动脉瘤或者持续出血,这种类型通常采用内科药物治疗。

HU=血流动力学不稳定:低血压(收缩压<90mmHg)或者休克证据(精神状态改变或者肌酐清除率下降)。

HS=血流动力学稳定:血压正常,精神正常,无休克证据。

综合分析
（续下页）

STAB=稳定:尽快确定低血压是否源自心脏压塞、出血性休克或急性心肌梗死并快速治疗。

MED−TX=药物治疗。目的是降低心率和血压,以降低导致夹层扩展的剪切力。需要重症监护。使用吗啡镇痛。静脉应用 β-受体阻滞剂将心率控制在 60 次/分以下(拉贝洛尔 20mg 静脉注射,q10 min,最大用量 300mg),维拉帕米作为二线药物。将收缩压控制在 100~120mmHg(静脉应用 β-受体阻滞剂作为一线药物,可以加用硝普钠 0.5μg /(kg·min),可以加量至 3μg /(kg·min)。

CVS=心外科或血管外科会诊。A 型主动脉夹层(累及升主动脉)是一种外科急症,应该尽快进行心外科或血管外科会诊。B 型主动脉夹层(未累及升主动脉)通常可以内科治疗,但如果存在持续出血,可能需要进行手术。如果患者病情不稳

综合分析 (接上页)	定,及时请心外科或血管外科会诊。对于 B 型主动脉夹层患者,如果病情稳定,没有严重并发症证据,仍需要在门诊进行连续影像学随访检查以监测预后。
点睛	**SA−AD+HU=STAB+CVS** **SA−AD+HS=CVS+MED−TX** **SB−AD+HU=STAB+CVS** **SB−AD+HS=MED−TX+CVS**
讨论	怀疑存在主动脉夹层的患者,需要控制血压以降低对主动脉壁的剪切力,从而阻断夹层扩展的可能和主动脉的破裂。
禁忌证	不能使用减轻后负荷但不减轻收缩力的药物,因为这样会增加剪切力,并导致夹层恶化(例如肼屈嗪)。
关键点	A 型主动脉夹层(夹层累及升主动脉)是一种外科急症,应该尽快进行心外科或血管外科会诊。
参考文献	1) Erbel R, et al. Diagnosis and Management of Aortic Dissection. Eur Heart J. 2001;22:1642–1648.

如何处理左心室血栓的患者?

关键概念	左心室血栓的处理应注意预防血栓栓塞，例如卒中。
病史	现病史:超声心动图发现左心室血栓。 既往史:心肌梗死,冠状动脉疾病,心房颤动,扩张型心肌病,缺血性卒中。 个人史:吸烟,酗酒。
心电图	ST 段抬高,尤其是在 V4~V5(胸前导联),提示陈旧性心室壁瘤。
影像	超声心动图:可以直接观察到心脏内血栓(声学造影可提高敏感性)，局部或整体室壁运动异常,左室室壁瘤。 心脏 MRI:对慢性左室血栓具有很高的敏感性和特异性。
综合分析	**LVT**=发现有左心室血栓（例如超声心动图检查）。 **LV–SC**=左心室结构改变:左心室(特别在心尖)严重的低动力、无动力或矛盾运动。左室室壁瘤形成。 **AC**=抗凝:抗凝开始之前必须确保无明显的禁忌证。起始使用华法林 5mg/d 并使 INR 达到目标值 2.0~3.0,抗凝至少 3 个月。如果无出血危险性的增加,应终生抗凝。 **FOLLOW**=随访:每 3~6 个月重复行超声心动图检查以评估血栓是否溶解或进展。

E 点睛	**LVT=AC+FOLLOW** **LVT+LV−SC=AC+FOLLOW**
讨论	左心室附壁血栓的形成是心肌梗死的常见并发症，如果不进行正规治疗可能导致栓塞性脑卒中。即使超声心动图发现血栓持续存在,抗凝治疗仍可以减少栓塞的发生率。具有栓塞高风险的血栓特征为:活动性较大的血栓和突入左心室腔内的长血栓。关于怎样处理这些患者没有明确的指南。应该个体化权衡患者的风险和获益。永久性室壁运动异常(特别是心尖部)或者左心室功能严重降低的室壁瘤患者将在一生中都有出现左心室血栓的高风险。这些患者即使在诊断为左心室血栓之前就给予抗凝治疗也是合理的。
关键点	即使超声心动图发现血栓持续存在,抗凝治疗仍可以减少栓塞的发生率。
参考文献	1) Antman EM, et al. 2007 Focused Update of the ACC/AHA 2004 Guidelines for the Management of Patients with ST−Elevation Myocardial Infarction. J Am Coll Cardiol. 2008;51;210−247.

患者是否有围生期心肌病?

关键概念	围生期心肌病(PPCM)的诊断依赖于临床和影像学表现。
病史	现病史:呼吸困难,咳嗽,疲劳,胸部不适,端坐呼吸,咯血,腹部疼痛,心律失常,血栓,无症状的左心室功能不全。 家族史:PPCM。
体格检查	超声心动图:左心室射血分数<45%,左心室扩大。
综合分析	**PPCM**=围生期心肌病。 **CF**=妊娠的最后一个月或分娩后的前五个月内发生心力衰竭。 **ABS-IC**=无明确原因的心力衰竭并高度怀疑非缺血性心肌病。 **ABS-RHD**=在妊娠最后一个月之前无明确的心脏疾病。 **LVSD**=左室收缩功能下降(LVEF<45%)。
点睛	**CF+ABS-IC+ABS-RHD+LVSD=PPCM**
讨论	一旦确诊围生期心肌病,治疗即应开始以减轻心力衰竭的症状。 治疗: 安全药物:地高辛、硝酸盐、肼屈嗪、肝素、利尿剂和 β-受体阻滞剂。应用直至左心室射血分数正常。 不安全药物:ACEI、硝普钠、华法林和胺碘酮。

 关键点	●围生期心肌病的危险因素是多产,高龄妊娠,多胎妊娠,先兆子痫和妊娠期高血压。 ●再次妊娠可导致持续的左室射血分数降低,慢性心力衰竭,甚至死亡。
 参考文献	1) Pearson GD, et al. Peripartum Cardiomyopathy. JAMA. 2000;283(9): 1183–1188.

如何诊断深静脉血栓的患者?

关键概念	深静脉血栓(DVT)患者的诊断基于临床推断和影像学证据。
病史	现病史:下肢不适和疼痛,近期有长时间制动。 既往史:肥胖、抗凝血酶缺乏、蛋白 C 或 S 不足、V 因子的 Leiden 突变。 个人史:近期有住院手术治疗史。
体格检查	可触及条索状静脉;同侧水肿,温暖和(或)表皮静脉曲张;Homan 征 (足背屈引起小腿后面疼痛),Pratt 征(挤压小腿后面引起疼痛)。
影像	探头加压超声检查:静脉压缩性异常,异常多普勒彩色血流,存在反射波异常。
综合分析	**DVT**=深静脉血栓。 **NO−DVT**=无深静脉血栓。 **CLIN**=临床表现:患者主诉小腿不适和疼痛,或者体格检查发现下肢疼痛、触痛和肿胀。 **COMP−US**=加压超声显示:静脉压缩性异常,异常多普勒彩色血流,存在反射波异常。 **INCON**=不确定。 **VENO−POS**=静脉造影显示深静脉血栓。 **VENO−NEG**=静脉造影未发现深静脉血栓。
点睛	**CLIN+COMP−US=DVT** **CLIN+INCON(COMP−US)+VENO−POS=DVT** **CLIN+INCON(COMP−US)+VENO−NEG=NO−DVT**

讨论	对于深静脉血栓的患者,有必要进行及时、迅速的诊断和治疗以防止肺栓塞的发生。由于 V 因子 Leiden 变异和凝血酶原 G20210A 基因变异有较低的发生率,因此在发生二次深静脉血栓事件前没有必要进一步预防或行基因检测。
关键点	就小腿的孤立性深静脉血栓而言,超声检出的敏感性低,如果临床高度怀疑时,应该优先选择静脉造影术。
参考文献	1) Jaff MR, et al. Management of Massive and Submassive Pulmonary Embolism, Iliofemoral Deep Venous Thrombosis, and Chronic Thromboembolic Pulmonary Hypertension. Circulation. 2011;123:1788–1830. 2) Hirsch J, et al. Management of Deep Vein Thrombosis and Pulmonary Embolism. Circulation. 1996;93:2212–2245. 3) Bates SM, et al. Treatment of Deep–Vein Thrombosis. N Engl J Med. 2004;351:268–277.

如何处理深静脉血栓的患者?

关键概念	深静脉血栓的治疗基于缓解症状、抗凝治疗以预防栓塞和复发。
病史	现病史:下肢不适和疼痛。 既往史:肥胖、抗凝血酶缺乏、蛋白 C 或 S 不足、V 因子的 Leiden 突变。 手术史:近期有住院手术治疗史。
体格检查	Homan 征:足背屈引起小腿后面疼痛。 Pratt 征:挤压小腿后面引起疼痛。
影像	探头加压超声检查:静脉压缩性异常,异常多普勒彩色血流,存在反射波异常。
综合分析 (续下页)	**DVT**=深静脉血栓。 **APDVT/APE**=急性近端深静脉血栓或急性肺栓塞。 **HIT**=肝素引起的血小板减少症(怀疑或证实)。 **ENOX**=依诺肝素 1mg/kg q12h 皮下注射,最大量 180mg/d。APTT 达到正常值上限的 1.5 倍(45 秒)。最少持续 5 天。当 INR≥2.0 至少持续 24 小时时停止注射(INR 的目标值是 2.0~3.0)。 **UNFH**=普通肝素 80U/kg 负荷量注射后持续输注,最初 18U/(kg·h)(目标剂量是使 APTT 达到正常值的 1.5~2.3 倍,时间控制在 46~70 秒)。最少持续 5 天。当 INR≥2.0 至少持续 24 小时时停止注射(INR 的目标值是 2.0~3.0)。 **FOND**=磺达肝素钠皮下注射,每天一次:体重 50kg 的患者 5mg,50~100kg 者予 7.5mg, 大于

综合分析 (接上页)	100kg 者予 10mg。直至 INR 值达 2.0~3.0。 **COUM**=香豆素起始 5mg/d,使 INR 值达 2.0~3.0,持续 3 个月 (可逆的危险因素相关的首发深静脉血栓)或 6 个月(复发或原因不清的深静脉血栓)。 **DTI**=直接凝血酶抑制剂(参阅相关章节)。 **CI-AC**=抗凝的禁忌证 (活动性出血;血小板计数<20×10⁹/L;10 天内进行过神经外科、眼部手术或有颅内出血)。 **INEFF-AC**=如果应用依诺肝素、普通肝素或磺达肝素钠和香豆素抗凝无效。 **IVCF**=建议患者植入下腔静脉滤器。
点睛	**DVT=ENOX+COUM** ,或者 **UNFH+COUM** ,或者 **FOND+COUM** **DVT+HIT=DTI+COUM** **APDVT/APE+CI-AC=IVCF** **APDVT/APE+INEFF-AC=IVCF**
讨论	对于深静脉血栓的患者,有必要进行及时、迅速的诊断和治疗以防止肺栓塞的发生。为了减少住院时间,可同时应用肝素和香豆素。
关键点	低分子肝素和普通肝素相比,引起血小板减少症的风险相对减低,皮下注射生物利用度较高。有深静脉血栓的癌症患者,用依诺肝素单药治疗 3~6 月,只要癌症存在或治疗继续则应持续应用。

 参考文献	1) Jaff MR, et al. Management of Massive and Submassive Pulmonary Embolism, Iliofemoral Deep Venous Thrombosis, and Chronic Thromboembolic Pulmonary Hypertension. Circulation. 2011;123:1788-1830. 2) Bates SM, et al. Treatment of Deep-Vein Thrombosis. N Engl J Med. 2004;351:268-277. 3) Kahn SR, et al. Therapy for Venous Thromboembolic Disease. Chest. 2008;133:454S-545S.

如何诊断肺栓塞的患者?

关键概念	临床上诊断肺栓塞有时比较困难,主要基于临床疑诊和诊断性检查。
病史	现病史:呼吸困难,胸痛,咳嗽,咯血,最近的创伤或手术,吸烟,怀孕,口服避孕药,激素治疗。 实验室检查:PT/PTT,肌钙蛋白,BNP,肌酐,D-二聚体。 既往史:肥胖,高凝状态,深静脉血栓形成(DVT)或肺栓塞病史,恶性肿瘤史。
体格检查	呼吸系统:缺氧,呼吸急促,咯血。 心血管系统:心动过速,低血压。 四肢:下肢肿胀。
影像	ECG:右室劳损,S1T3Q3,窦性心动过速,Ⅲ、aVF有 Q 波,电轴右偏,RBBB。 超声心动图:右室功能减低、运动幅度降低。 V/Q 扫描:灌注缺损。 CT 血管造影(CTA):肺动脉充盈缺损,右室扩张。
综合分析 (续下页)	**PE**=肺栓塞。 **NO-PE**=没有足够证据诊断肺栓塞。 改良 Wells 标准:DVT 临床症状(3.0 分);与 PE 相比,其他的诊断可能性更小(3.0 分);心率>100 次/分(1.5 分);制动(≥3 天)或前 4 周内手术史(1.5 分);既往 DVT/PE 病史(1.5 分);咯血(1.0 分);恶性肿瘤(1.0 分)。 **W-UNLIKELY**=Wells 评分≤4。 **W-LIKELY**=Wells 评分>4,需进行进一步检查,

综合分析 (接上页)	如 CTA,以确诊或排除 PE。 **DD–NEG**= D–二聚体<500ng/mL。 **DD–POS**= D–二聚体>500ng/mL。 **CTA–NEG**=CTA 阴性。如同其他检查,CTA 特异性和敏感性不是 100%。CTA 阴性或临床高度怀疑而不能排除肺栓塞,则可行肺血管成像。 **CTA–POS**=CTA 阳性。
点睛	**W–UNLIKELY+ DD–NEG= NO–PE**(不需要进一步检查) **W–LIKELY+ DD–NEG/POS+ CTA–POS= PE** **W–LIKELY+DD–NEG/POS+CTA–NEG= NO–PE**
讨论	肺栓塞难以诊断,导致发病率和死亡率较高。患者的症状、体征多种多样,缺乏特异性。临床上遇到患者,特别是出现与临床诊断不相吻合的症状,如不能解释的心动过速或者发热,要想到肺栓塞的可能。
关键点	当检查前肺栓塞的发生概率很低时,极低水平的 D–二聚体即有较高的阴性预测价值,不需要行进一步的其他指标检测就可以排除肺栓塞诊断。
参考文献	1) Torbicki A, et al. Guidelines on the Diagnosis and Management of Acute Pulmonary Embolism: The Task Force for the Diagnosis and Management of Acute Pulmonary Embolism of the European Society of Cardiology (ESC). Eur Heart J. 2008;29:2276–2315. 2) Goldhaber SZ, Visani L, De Rosa M. Acute Pulmonary Embolism: Clinical Outcomes in the International Cooperative Pulmonary Embolism Registry (ICOPER). Lancet. 1999;353:1386–1389.

如何治疗急性肺栓塞的患者?

关键概念	针对急性肺栓塞的患者,治疗原则是缓解症状,通过抗凝治疗预防疾病复发,严重病例需取出栓子。
病史	现病史:气促,胸痛,咳嗽,咯血,年龄>50 岁,最近的创伤或手术,吸烟,怀孕。 实验室检查:PT/PTT,肌钙蛋白,BNP,肌酐,D-二聚体。 既往史:肥胖,抗凝血酶缺乏,C/S 蛋白缺乏,V 因子 Leiden 变异,现患或既往 DVT 病史,恶性肿瘤,口服避孕药或激素治疗史。 手术史:近期手术史、长期制动。
体格检查	呼吸系统:缺氧,呼吸急促,咯血。 心血管系统:心动过速,低血压。 四肢:下肢水肿。
影像	ECG:右室劳损,S1T3Q3,窦性心动过速,Ⅲ、aVF 有 Q 波,电轴右偏,RBBB。 超声心动图:右室功能减低、运动幅度降低。 RVSP>40mmHg。 V/Q 扫描:灌注缺损。 CTA:肺动脉充盈缺损,右室扩张。
综合分析 (续下页)	**PE**=诊断为急性肺栓塞的患者。 **HEP**=静脉普通肝素[初始计量 80U/kg,维持剂量 18U/(kg·h),可根据具体情况调整维持剂量]。 **ENOX**=依诺肝素皮下注射,剂量 1mg/kg q12h,最大剂量 180mg/d。APTT 目标值是正常高限值的 1.5 倍(45 秒)。如果联用华法林,当 INR 达到治疗

综合分析 （接上页）	范围 2~3 时,不再继续使用依诺肝素。 **COUM**=华法林 5mg/d,INR 达标值 2~3。首次肺栓塞,持续治疗 3~6 个月,二次肺栓塞终身服用,维持 INR2.5~3.5。 **THROM**=大块血栓引起肺栓塞,造成血流动力学不稳定或者右室功能不全,需采取溶栓治疗(静脉注射链激酶负荷量 250 000IU,随后持续滴注 100 000IU/h,12~24 小时,或者 rtPA 100mg 持续滴注超过 2 小时)。 **UNSTABLE**=低血压、休克、SBP<90mmHg、较前降低 40mmHg、呼吸窘迫。 **CI-THROM**=溶栓禁忌证。 **INEFF-THROM**=溶栓无效。 **CI-AC**=抗凝治疗禁忌证(活动性出血;血小板计数<20 ×10^9/L;近 10 天内进行过神经外科手术、眼部手术或发生颅内出血)。 **INEFF-AC**=使用依诺肝素或者华法林抗凝治疗无效,或再发 PE。 **IVCF**=建议患者植入下腔静脉滤器治疗。 **SURG**=建议患者行肺动脉取栓术或动脉内膜切除术。
点睛	**PE= ENOX/ HEP+ COUM** **PE+ CI-AC= IVCF** **PE+ INEFF-AC= IVCF** **PE+ UNSTABLE= THROM** **PE+ UNSTABLE+ CI-THROM= SURG**

讨论	● 对于肺栓塞患者，及时的诊断和治疗对于防止心脏–呼吸衰竭和心源性猝死是十分必要的。 ● 对于初次肺栓塞患者,治疗终末的异常 D–二聚体值标志着需要继续治疗。否则,死亡率将会高达 26%。 ● 如果患者存在低分子肝素抗凝的禁忌证 (肾衰竭),需要收住院以联合静脉应用普通肝素治疗。
关键点	针对肺栓塞患者,与普通肝素抗凝治疗相比,低分子肝素可降低出血风险。同时,使用低分子肝素抗凝治疗会使肝素诱导的血小板减少症风险降低,并且通过皮下注射使其生物利用度增高。 孕妇避免应用华法林。
参考文献	1) Bates SM, et al. Treatment of Deep–Vein Thrombosis. N Engl J Med 2004;351:268–277. 2) Kahn SR, et al. Therapy for Venous Thromboembolic Disease. Chest. 2008;133:454S–545S. Goldhaber SZ. Pulmonary embolism. Lancet. 2004;363(9417):1295. 3) Barritt DW, Jordan SC. Anticoagulant Drugs in the Treatment of Pulmonary Embolism: A Controlled Trial. Lancet. 1960;1(7138): 1309–1312. 4) Torbicki A, et al. Guidelines on the Diagnosis and Management of Acute Pulmonary Embolism: The Task Force for the Diagnosis and Management of Acute Pulmonary Embolism of the European Society of Cardiology (ESC). Eur Heart J. 2008;29:2276–2315.

患者是否患嗜铬细胞瘤?

关键概念	嗜铬细胞瘤的诊断基于临床症状和尿儿茶酚胺、尿 3-甲氧基肾上腺素的测定。
病史	现病史:心悸,头痛,出汗,遗传性体弱。 既往史:Von Hippel-Lindau 综合征(脊柱、脑部血管母细胞瘤,视网膜血管瘤,中耳肿瘤),1 型多发性神经纤维瘤(咖啡牛奶色素斑、腋窝腹股沟斑点、虹膜错构瘤),甲状旁腺功能亢进,甲状腺髓样瘤。 家族史:2A 型多发性内分泌腺瘤病 (甲状腺髓样瘤、嗜铬细胞瘤、甲状旁腺增生)。
心电图	心动过速。
综合分析	**PHEO**=嗜铬细胞瘤患者。 **PHEO-SYMP**=心悸、头痛、出汗三联征。 **URIN-POS**=24 小时尿儿茶酚胺、尿 3-甲氧基肾上腺素测定阳性(去甲肾上腺素>170μg/24h,肾上腺素>5μg/24h,多巴胺>700μg/24h,3-甲氧基肾上腺素>400μg/24h)。
点睛	**PHEO-SYMP + URIN-POS= PHEO**
讨论	对于高血压病、心律失常和恐慌症患者以及在特殊性遗传病患者的随访中,应考虑到嗜铬细胞瘤这种容易被忽视但又很重要的诊断。

关键点	三环类抗抑郁药在很大程度上会影响 24 小时尿儿茶酚胺和尿 3-甲氧基肾上腺素的测定,故在实验室测定之前的 2 周内三环类抗抑郁药应该减量甚至停用。
参考文献	1) Young WF Jr. Pheochromocytoma: 1926 –1993. In Trends in Endocrinology and Metabolism, Vol. 4, p. 122. Elsevier Science, Inc.; 1993. 2) Pacak K, et al. Recent Advances in Genetics, Diagnosis, Localization, and Treatment of Pheochromocytoma. Ann Intern Med. 2001;134(4):315–329.

如何处理嗜铬细胞瘤患者?

🔑 关键概念	嗜铬细胞瘤是指一种由于肾上腺释放过量的儿茶酚胺导致血压升高、心率加快以及交感神经过度兴奋的疾病。
📋 病史	患者皮肤感觉异常(面色潮红、出汗、多汗),心动过速,阵发性高血压,焦虑,头痛。
🩺 体格检查	阵发性高血压、心动过速、心律失常、体位性低血压、视盘水肿、多尿、高血糖、白细胞增多。
心电图	T 波倒置,窦性心动过速,左室肥大。
影像	ECHO:左室肥厚,心动过速诱导的心肌病,室壁运动异常,扩张型心肌病。 CT 增强扫描。 T2 加权 MRI。 间碘苄胍(MIBG)闪烁显像。 PET 扫描。
综合分析 (续下页)	**U-HTN**=无法控制的高血压。 **I-HTN**=不适当的血压控制,没有使用拉贝洛尔或者拉贝洛尔禁忌证。 **PT**=对于标准药物治疗不能耐受。 **S**=手术(确切性治疗)。 **METS**=转移性病灶,无法手术。 **A-HTN**=高血压危象。 **LAB**=拉贝洛尔静注 40~80mg ,q10min。 **NIC**=尼卡地平 5mg/h ,逐渐增量 2.5mg/h ,q5~

综合分析 (接上页)	15min ,prn。 **MET**=美替罗星 250mg,qd,po。 **PRES**=术前准备,血压控制(酚苄明 10 mg 每周)以及控制盐摄入量(5000mg/d),以防止术后低血压。 **ALPHA**=α-受体阻滞剂——哌唑嗪 1 mg,tid,最大剂量 15mg。 **IV-MEDS**=硝普钠 0.25μg/(kg·min),逐渐增量,尼卡地平、酚妥拉明负荷量(1~5mg)。
点睛	**U-HTN = LAB** **I-HTN = NIC** **I-HTN +PT=MET** **S=PRES** **METS=ALPHA** **A-HTN =IV-MEDS**
讨论	如果应用传统药物治疗高血压无效,应怀疑嗜铬细胞瘤。 头痛、出汗、心动过速三联征。
关键点	禁用 β-受体阻滞剂(加重高血压)。 慢性心力衰竭和肾衰竭患者注意盐摄入量。
参考文献	1) Gifford RW Jr. Management of Hypertensive Crises. JAMA. 1991; 266-829. 2) Kassin TA, Clarke DD, Mi VQ, et al. Catecholamine-Induced Cardiomyopathy. Endocr Pract. 2008;14:1137.

如何处理心肌炎患者?

关键概念	心肌炎是指除外冠状动脉阻塞的情况下,心肌受到损害导致心功能下降的一种疾病。
病史	患者有病毒感染前驱症状,发热、胸痛、关节痛、肌痛、乏力、呼吸困难、心悸,或者心力衰竭。 胸痛,感染接触史,心脏毒性药物治疗史,心脏病史,心脏疾病家族史。
体格检查	发热,心输出量减少的症状,心动过速,脉弱,四肢湿冷,心音低钝,第三心音,颈静脉怒张,水肿。 持续性心肌炎症导致扩张型心肌病,限制型心肌病,无左室扩张的急性左心衰。
心电图	多导联 T 波倒置,ST 段抬高。 严重病变会导致束支阻滞、高度 AVB、病理性 Q 波。
影像	胸部 X 线片:心脏扩大,肺部炎性渗出。 超声心动图:评估左心室射血分数,心腔大小(左室扩张),室壁运动异常,左心室舒张末期容积增大,心包积液。 MRI:心肌损伤表现,对比增强延迟,钆灌注,T2 信号增强。
综合分析 (续下页)	**MYO-U**=无并发症的心肌炎。 **MYO-C**=心肌炎,伴心功能障碍。 **MYO-S**=心肌炎,伴严重心功能障碍和高发病率。 **ST**=支持治疗(无并发症者:系统性治疗,卧床休息,控制疼痛,NSAID 治疗)。

综合分析 （接上页）	**MT**=内科治疗[如果心功能障碍存在,使用 ACEI、促进心肌收缩药物(米力农)、地高辛、利尿药、免疫球蛋白、类固醇类、卡维地洛]。 **UNRES–MT**=药物治疗无效。 **EMBX**=心内膜心肌活检。 **AVT**=抗病毒药物治疗(利巴韦林或 α–干扰素支持治疗联合皮质类固醇、环孢菌素、硫唑嘌呤)。 **UNRES–AVT**=抗病毒药物治疗无效。
点睛	**MYO–U =ST** **MYO–C=MT** **MYO–C+ UNRES–MT= EMBX** **MYO–S= AVT** **MYO–S+ UNRES–AVT= EMBX**
讨论	●心肌炎会导致肌肉自身溶解,胸痛,心力衰竭,心律失常和心源性猝死。 ●病原体包括病毒(柯萨奇病毒、细小病毒、EB病毒、巨细胞病毒、腺病毒),细菌(螺旋体、布鲁杆菌、立克次体、嗜血菌属),原虫(锥形虫),真菌(曲霉菌属)。它们对药物、自身免疫反应和毒素有高度敏感性。 ●在心肌炎治疗中,不推荐常规免疫支持治疗。 ●对于不明病原体感染导致心脏功能障碍且内科治疗无效的心肌炎患者,推荐心内膜心肌活检。心内膜心肌活检标志物提高了心脏炎症性疾病的临床检出率。这种方法推进了针对多样结局心脏疾患的处理和治疗。

关键点	● 20%心源性猝死来源于心肌炎。 ● 50%的患者心室功能可完全恢复。 ● 大多数病因或病原体无法确诊，故明确诊断需心肌活检。 ● 行心电图检查,血液检查,血液培养,检查心肌酶(CKMB、肌钙蛋白)、LDH、连续心电图、超声心动图、ESR/CRP、IgM、IgG、LFT、抗心室肌球蛋白自身免疫抗体。
参考文献	1）Mahrholdt H, et al. Presentation, Patterns of Myocardial Damage, and Clinical Course of Viral Myocarditis. Circulation. 2006;114:1581. 2）Gerzen P, et al. Acute Myocarditis. A Follow –up Study. Br Heart J. 1972;34:575. 3）Heidecker B, et al. Transcriptomic Biomarkers for the Accurate Diagnosis of Myocarditis. Circulation. 2011;123:1174–1184.

第 5 章

心血管相关检查

患者体内存在哪些异常脉搏？其临床意义是什么？

关键概念	通过检查动脉搏动可以获得有关患者心脏状态的重要信息。同时通过检查动脉压和中心及周围脉搏亦可进行鉴别诊断。
病史	体格检查中,被检患者存在异常脉搏。
体格检查	听诊:心脏杂音,心包摩擦音,奔马律,心尖搏动定位,胸骨旁区抬举样搏动(parasternal lifts)。
综合分析 (续下页)	**SWP**=脉弱。 **HKP**=低动力型脉。 **DP**=迟脉。 **LBP**=洪脉。 **DPP**=双峰脉。 **PWSD**=可触及脉:收缩期和舒张期各一次。 **AAP**=脉搏振幅改变。 **DPDI**=吸气时脉搏减弱或者消失。 **SULE**=与上肢相比,下肢脉搏振幅上升缓慢。 **PP**=细脉(左室每搏输出量减少,脉压减少,周围血管阻力增加)。 **HV**=血容量不足。 **LVF**=左室功能衰竭。 **RC**=限制型心肌病。 **MS**=二尖瓣狭窄。 **PT**=迟脉:主动脉瓣狭窄,收缩峰延迟,左室流出道梗阻。 **HERKP**=高动力型脉 (左室每搏输出量增加,脉

综合分析 （接上页）	压增加,周围血管阻力减少,动静脉瘘,二尖瓣关闭不全,室间隔缺损)。 **BWC**=双峰/水冲脉/Corrigan 脉:主动脉瓣关闭不全,肥厚型心肌病。 **DICR**=二波脉:每搏输出量降低,扩张型心肌病。 **PALT**=交替脉:左室功能严重受损。 **PPAR**=奇脉:心脏压塞,呼吸道梗阻,上腔静脉梗阻。 **RFD**=细迟脉:主动脉瓣狭窄。
点睛	**SWP= PP** **HKP= HV 或 LVF 或 RC 或 MS** **DP=PT** **LBP=HERKP** **DPP=BWC** **PWSD=DICR** **AAP=PALT** **DPDI=PPAR** **SULE=RFD**
讨论	动脉脉搏是由于主动脉瓣打开,左室收缩产生。脉波快速上升期叫做升支;在等容舒张期,主动脉瓣关闭前血液反折造成了降支上的切迹。
关键点	●触诊所有脉搏并比较它们之间的不同,且要同时触诊身体两侧的脉搏。 ●脉搏触诊同时还能获得心脏传导阻滞和不规则节律的信息:房性期前收缩/室性期前收缩可触及规律节律中出现不规则心律;房颤时可触及完全不规律的节律。

参考文献

1）Chizner M, ed. Classic Teachings in Clinical Cardiology: A Tribute to W. Proctor Harvey. Cedar Grove, NY: Laennec; 1996.

2）Fauci AS, Braunwald E, Isselbacher KJ, et al., eds. Harrisons Principles of Internal Medicine. 15th ed. New York, NY: McGraw-Hill; 2007.

我听到的心脏杂音可能是什么?

关键概念	心脏杂音的听诊对于心脏疾病的诊断具有十分重要的价值。
病史	听诊有心脏杂音的患者可有或没有以下症状:呼吸性窘迫,苍白,发绀,杵状指,出汗,胸痛。
体格检查	杂音强度分级 1~6(1 级很弱,几乎听不到;6 级响亮,即使不使用听诊器或稍离开胸膛也能听到)。注意杂音形态(递增型,递减型,菱形杂音,一贯型杂音)、杂音起止、位置、放射范围、出现在心动周期的时间,以及体位变化的影响。
影像	二维超声心动图和彩色多普勒超声。
综合分析 (续下页)	收缩期杂音: **MR**=二尖瓣关闭不全。 **TR**=三尖瓣关闭不全。 **VSD**=室间隔缺损。 **IM**=功能性杂音。 **AS**=主动脉瓣狭窄。 **PS**=肺动脉瓣狭窄。 **HOCM**=肥厚型梗阻性心肌病。 **MVP**=二尖瓣脱垂。 **ASD**=房间隔缺损。 **CAV**=主动脉瓣钙化。 **HS**=全收缩期杂音。 **MDE**=收缩中期喷射性杂音。 **MSM**=收缩中期杂音。

综合分析（接上页）	**MSC**=收缩中期喀喇音。 **IA**=听不到 A2。 舒张期杂音： **AR**=主动脉瓣关闭不全。 **PR**=肺动脉瓣关闭不全。 **MS**=二尖瓣狭窄。 **TS**=三尖瓣狭窄。 **ED**=舒张早期。 **MRD**=舒张中期隆隆样杂音。 持续性杂音： **PDA**=动脉导管未闭。 **CONT**=持续性静脉哼鸣音。
点睛	**MR/ TR/VSD=HS** **IM=MDE** **AS/PS/HOCM/ASD=MSM** **MVP=MSC** **CAV=IA** **AR/PR=ED** **MS/TS=MRD** **PDA=CONT**
讨论（续下页）	●应该把心脏杂音听诊的重要性提到与已知心脏疾患和症状同等地位。 ●心脏杂音听诊时，首先要确定是收缩期杂音还是舒张期杂音。如果条件允许，舒张期杂音和持续性杂音应该通过超声心动图和心导管术来评估。无症状的或无其他体征的收缩期 1~2 级杂

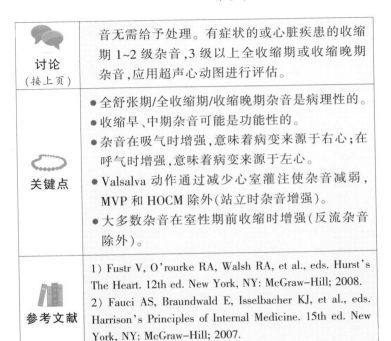

讨论 (接上页)	音无需给予处理。有症状的或心脏疾患的收缩期 1~2 级杂音,3 级以上全收缩期或收缩晚期杂音,应用超声心动图进行评估。
关键点	●全舒张期/全收缩期/收缩晚期杂音是病理性的。 ●收缩早、中期杂音可能是功能性的。 ●杂音在吸气时增强,意味着病变来源于右心;在呼气时增强,意味着病变来源于左心。 ●Valsalva 动作通过减少心室灌注使杂音减弱,MVP 和 HOCM 除外(站立时杂音增强)。 ●大多数杂音在室性期前收缩时增强(反流杂音除外)。
参考文献	1) Fustr V, O'rourke RA, Walsh RA, et al., eds. Hurst's The Heart. 12th ed. New York, NY: McGraw-Hill; 2008. 2) Fauci AS, Braundwald E, Isselbacher KJ, et al., eds. Harrison's Principles of Internal Medicine. 15th ed. New York, NY: McGraw-Hill; 2007.

进行非心脏手术的患者术前是否需要进行心脏评估?

🔑 **关键概念**	对于进行非心脏手术的患者术前是否行心脏方面的检查最好基于患者潜在的心脏疾病、危险因素、类型或者病程,以及患者心脏功能储备的综合评估。
病史	现病史:具有潜在心脏疾病的患者进行非心脏手术。 既往史:冠状动脉疾病,充血性心力衰竭,主动脉夹层,周围血管病,卒中,糖尿病。 个人史:吸烟、酗酒史。
心电图	ST 段抬高或压低,深 Q 波(>1mm),PR 间期不规则,窄 QRS 波。
影像	X 线片:心脏扩大,肺血管影突出(肺尖部血流分布增加),胸腔积液。 超声心动图:左室射血分数<40%,左房和左室扩大,二尖瓣环钙化,主动脉瓣增厚/钙化,二叶式主动脉瓣。
综合分析 (续下页)	**PREOP-PT**=患者术前准备。 **ACC**=急性心脏疾病状态:瓣膜病变;心律失常(二度房室传导阻滞,三度房室传导阻滞,室性心动过速,室上性心动过速);心力衰竭;近期心肌梗死(30 天内);心绞痛(体力活动明显受限,休息时心绞痛发作,丧失活动能力)。 **E-T**=术前评估和治疗。 **HRP**=高风险手术:主动脉或者主要血管手术;周

综合分析 （接上页）	围血管手术;心胸外科手术。 **C-RF**=临床危险因素:充血性心力衰竭,脑血管病(卒中,短暂性缺血发作);肾功能不全(肌酐>2);心肌梗死病史(大于 30 天);糖尿病。 **PFC**=功能储备评估<4 代谢当量(MET),患者步行受限或者不能上一层楼或步行一个街区。 **STR**=建议患者行负荷试验进行缺血负荷量评估。 **2Y-EVAL-NEG**=2 年内,患者负荷试验评估无缺血证据,或心脏造影正常(阴性),临床症状无变化和自上次评估后无临床事件发生。 **SURG**=患者可以进行手术。
点睛	**PREOP-PT+ACC=E-T** **PREOP-PT+HRP+C-RF=STR** **PREOP-PT+HRP+PFC=STR** **PREOP-PT+ C-RF + PFC= STR** **PREOP-PT+ HRP+C-RF +2Y-EVAL-NEG = SURG** **PREOP-PT+ HRP+PFC = SURG** **PREOP-PT+ C-RF + PFC +2Y-EVAL-NEG = SURG**
讨论	术前心脏检查对于评估术中潜在风险和评估术后冠状动脉危险因素的分层和干预是十分重要的。

关键点	功能储备评估： 1MET=每分钟每公斤体重摄取 3.5mL O_2。 ● 个人自理能力,如吃饭、穿衣、排便能够自理=1MET。 ● 步行一个街区或者可上一层楼以上=4 MET。 ● 能做重体力家务活,如擦地、抬举、搬移重家具=4~10 MET。 ● 能参加强体力运动,如游泳、打网球、踢足球、打篮球和滑雪≥10 MET。
参考文献	1) Fleisher LA, et al. ACC/AHA 2007 Guidelines on Perioperative Cardiovascular Evaluation and Care for Noncardiac Surgery. Circulation. 2007;116:1971-962.

如何向患者解释 Swanz-Ganz 导管插入术?

关键概念	Swanz-Ganz 导管插入术的解释基于右房压力、肺动脉压力、肺毛细血管楔压和生命体征的测定。
病史	现病史:呼吸困难,心悸,疲乏,胸痛。 既往史:充血性心力衰竭,高血压病,肺动脉高压,心包炎。 个人史:吸烟、酗酒史。
体格检查	低血压,发热,周围性水肿,颈静脉怒张,奇脉(吸气时收缩压下降>10mmHg),Kussmaul 征(吸气时颈静脉扩张明显)。
心电图	低电压,窦性心动过速,电交替(QRS 波交替)。
影像	ECHO=右房和右室舒张期塌陷;左房塌陷;左室射血分数<40%;左房和左室扩大;室壁运动异常。 X 线片:心脏轮廓增大。
综合分析 (续下页)	**BP**=血压:正常收缩压 120mmHg,舒张压 80mmHg。 **RAP**=右房压 0~6mmHg。 **PAP**=肺动脉压:收缩压 12~30mmHg,舒张压 6~12 mmHg(升高=肺动脉收缩压>35mmHg)。 **PCWP**=肺毛细血管楔压 6~12mmHg。 **CO**=心输出量 5L/min。 **SVR**=外周血管阻力 800~1440mmHg。 **[I]**=升高。 **[D]**=降低。

综合分析 （接上页）	**CG–SH**=心源性休克。 **SS**=感染性休克。 **HVL**=低血容量。 **PHTN**=肺动脉高压。 **TAMP**=心脏压塞。
点睛	**BP[D]+RAP[I]+PAP[I]+PCWP[I]+CO[D]+SVR[I]=CG–SH** **BP[D]+RAP[D]+PAP[D]+PCWP[I]+CO[I]+SVR[D]=SS** **BP[D]+RAP[D] +PAP[D]+PCWP[D]+CO[D]+SVR[I]=HVL** **PAP[I]=PHTN** **BP[D]+RAP[I]+PAP[I]+PCWP[I]+CO[D]+SVR[I]=TAMP**
讨论	对于需要通过血流动力学检查对休克和心力衰竭并发症进行诊断和治疗的患者来说，Swanz–Ganz导管插入术是一项有效而又快速的技术。
参考文献	1）Chatterjee K, et al. The Swan–Ganz Catheters: Past, Present, and Future: A Viewpoint. Circulation. 2009;119: 147–152.

该患者是否需要排除腹主动脉瘤(AAA)?

关键概念	此节的目的就是在破裂之前对腹主动脉瘤患者进行鉴别诊断,并且还要平衡在低风险人群进行没有必要的检查的矛盾。
病史	现病史:年龄,大多数患者没有自觉症状。 既往史:已知的血管疾病(冠状动脉疾病,周围血管疾病,胶原血管病),血管病的危险因素(高血压,高脂血症,糖尿病)。 家族史:主动脉瘤或者主动脉夹层。 个人史:吸烟史。
体格检查	上腹部可触及搏动性肿块。
影像	腹部超声检查:腹主动脉直径>3 cm。
综合分析	**AAA**=腹主动脉瘤。 **M-60-FAM**=男性,≥60 岁,腹主动脉瘤家族史。 **M-65-TOB**=男性,65~75 岁,吸烟史。 **ABD-US**=为检出腹主动脉瘤,推荐患者行腹部超声检查。
点睛	**M-60-FAM= ABD-US** **M-65-TOB= ABD-US**

讨论	●腹主动脉瘤破裂是患者死亡的常见原因，破裂后修复的死亡率远高于预先选择性修复。有两种修复方式：腔内修复术和开放式手术。如果腹主动脉瘤患者不适合修复，则进行筛选是没有意义的。 ●因为缺乏筛选检查效价分析的数据，故现在没有严格的筛选规则。美国预防服务计划组织 (USPSTF) 推荐在女性人群中不做常规筛选，因为女性腹主动脉瘤的发病率是男性的 1/6。笔者认为对于符合目前指南并依据临床判断怀疑高危的患者应进行筛选检查。吸烟是腹主动脉瘤的最大危险因素。
关键点	●腹主动脉内径正常值是 2cm。 ●猝死原因中 5% 是腹主动脉瘤破裂。同时在导致死亡常见原因中腹主动脉瘤破裂排在第 13 位。
参考文献	1) Schermerhorn M. A 66-Year-Old Man with an Abdominal Aortic Aneurysm: Review of Screening and Treatment. JAMA. 2009;302(18):2015-2022. 2) Hirsch AT. ACC/AHA Guidelines for the Management of PAD. Circulation. 2006;113:e463.

第 6 章

心律失常

如何控制房颤患者的心率和心律?

🔑 **关键概念**	房颤的紧急处理要点是保持血流动力学的稳定,而长期治疗则应侧重于控制症状、预防血栓栓塞及心力衰竭的发生。
📋 **病史**	现病史:症状(心悸、呼吸困难、疲乏、眩晕或晕厥)的持续时间及程度。是否有房颤及心脏电复律史。既往史:甲状腺功能亢进,高血压,心肌梗死,二尖瓣狭窄。
🩺 **体格检查**	脉率绝对不齐,颈静脉怒张,啰音,周围水肿。
💓 **心电图**	P 波消失,R–R 间期绝对不等。 图 6–1
🩻 **影像**	超声心动图:心房扩大,左室功能,二尖瓣功能,左心耳内血流速度,左房血栓。

综合分析 (续下页)	**AFIB**=房颤。 **RVR**=快速心室率：心室率>100 次/分。 **HU** = 血流动力学不稳定：低血压（收缩压<90mmHg）和休克征象（精神状态改变或者尿量减少）。 **HS**=血流动力学稳定：血压正常，精神良好，无明显休克征象。 **SDUR**=急性房颤：房颤持续时间<48 小时。对于不知道或者不确定持续时间的病例，假定为慢性房颤。 **LDUR**=慢性房颤：房颤时间>48 小时或者不知道持续时间。 **CDV**=直流电复律。 **EL-CDV**=择期电复律：有充足的时间进行转复前的准备工作，包括签署知情同意、麻醉监测和评估心腔内血栓。慢性房颤患者在电复律之前需行经食管超声心动图检查，如发现血栓则不能进行电复律，加用抗凝药物 3 周后再次评估心内血栓情况以确定是否再次进行电复律。 **EM-CDV**=紧急电复律：以抢救患者生命为目的，尽管存在血栓栓塞的风险。 **SAE**=寻找其他的休克病因：心室率正常的房颤患者不会休克。 **FAIL-CDV**=电复律失败：患者曾经接受过电复律治疗，但房颤再次复发。 **RC**=控制心室率：心室率的控制目标为静息状态下 60~80 次/分,轻微运动状态下<110 次/分。对于

综合分析 (接上页)	房颤伴快速心室率的患者可以考虑给予美托洛尔5mg 静脉滴注,q15min(最大剂量 15mg),或者地尔硫䓬0.25mg/kg 静脉滴注,之后以 10mg/h 的速度静滴(速度控制在 5~15mg/h 以达到目标心率)。在非急性情况下,可以考虑口服美托洛尔 25~100mg,bid,或者地尔硫䓬30~90mg,3~4 次/d。
点睛	参见各型房颤的抗凝治疗章节。 **AFIB+RVR+HU=EM−CDV** **AFIB+HU+(NO RVR)=SAE** **AFIB+HS+(NO FAIL−CDV)=RC+EL−CDV** **AFIB+HS+FAIL−CDV=RC**
讨论	房颤患者最主要的致残和致死性的原因是血栓栓塞(例如:脑卒中)。心房内血流缓慢继而在心房形成血栓,当血栓从心脏排出随着血流造成动脉系统栓塞。由于房颤有可能是阵发性的,因此即使转复为窦律的房颤患者也有潜在的卒中风险,应坚持抗凝治疗。控制心率对于防止心室重构和延缓心力衰竭进展(快速心律失常导致的心肌病)都是十分重要的。
禁忌证	有气道高反应性疾病(如 COPD、哮喘)的患者避免使用 β−受体阻滞剂。左心室收缩功能不全的患者应避免长时间使用非二氢吡啶类钙拮抗剂(如地尔硫䓬)。
关键点	房颤节律控制的随访研究(AFFIRM)结果显示控制心室率治疗与控制节律的治疗在死亡率上没有统计学差异。

参考文献

1) Wann LS, et al. 2011 ACCF/AHA/HRS focused update on the management of patients with atrial fibrillation (updating the 2006 guideline). Circulation. 2011;123:104 – 123.

2) Antonielli E, et al. Clinical value of left atrial appendage flow for prediction of long –term sinus rhythm maintenance in patients with nonvalvular atrial fibrillation. J Am Coll Cardiol. 2002;39:1443–1449.

对房颤的患者是否应当使用华法林治疗?

关键概念	对房颤患者是否进行抗凝治疗主要基于其血栓栓塞的危险度。
病史	现病史:症状的持续时间(心悸、呼吸困难、疲乏、眩晕或者晕厥)。 既往史:甲状腺功能亢进,高血压,心力衰竭,二尖瓣狭窄,卒中,短暂脑缺血发作(TIA),以及其他的来自心脏血栓的动脉栓塞史(如肠系膜血管系统)。
体格检查	脉率绝对不齐,颈静脉怒张,啰音,周围水肿。
心电图	无 P 波,R–R 间期绝对不等。
影像	超声心动图:心房扩大,左室功能,二尖瓣功能,左心耳内血流速度,左房血栓。
综合分析 (续下页)	**AFIB**=房颤。 **CHADS2**=根据患者的病史作出评分(0~6 分): 　**C** 充血性心力衰竭 [1 分] 　**H** 高血压[1 分] 　**A** 年龄≥75 岁[1 分] 　**D** 糖尿病[1 分] 　**S2** 卒中或 TIA 病史[2 分] **RAS**=卒中风险=既往卒中,TIA,血栓栓塞或二尖瓣狭窄病史。 **ASA**=阿司匹林 325mg/d(无禁忌证)。 **AC**=抗凝:在抗凝治疗之前必须确定患者不存在

综合分析 (接上页)	绝对禁忌证。可以口服华法林抗凝治疗,从 5mg/d 剂量开始,直至 INR 达到 2.0~3.0。华法林抗凝治疗的优点在于该药十分经济, 缺点则是需要随诊来调节用药剂量。另一抗凝治疗方法是达比加群(Dabigatrian)150mg 每日两次。其优点是不需要经常检查 INR 值以调整治疗剂量,缺点则是费用较贵,而且不能用于瓣膜修补或严重的瓣膜病、严重的肾衰竭(肌酐清除率<15mL/min)或晚期肝病的患者。
点睛	**AFIB+CHADS2<2+(NO RAS)=ASA** **AFIB+CHADS2<2+RAS=AC** **AFIB+CHADS2≥2=AC**
讨论	房颤患者最主要的致残和致死性的原因是血栓栓塞(例如脑卒中)。心房内血流缓慢继而在心房形成血栓, 当血栓从心脏排出随着血流造成动脉系统栓塞。由于房颤有可能是阵发性的,因此即使转复为窦律的房颤患者也有潜在的卒中风险, 应坚持抗凝治疗。
关键点	CHADS2 评分结果与卒中风险高低直接相关: CHADS2 评分　　　校正后卒中率(%/年) 0(低危)　　　　　1.2~3.0 1~2(中危)　　　　2.8~4.0 3~6(高危)　　　　5.9~18.2
禁忌证	由于华法林存在致畸作用,怀孕的房颤患者应避免使用。在妊娠的前三个月及最后一个月可以用普通肝素替代华法林进行抗凝治疗。

参考文献

1）Wann LS, et al. 2011 ACCF/AHA/HRS focused update on the management of patients with atrial fibrillation (updating the 2006 guideline). Circulation. 2011;123:104-123.

2）Fang MC, et al. The net clinical benefit of warfarin anticoagulation in atrial fibrillation. J Am Coll Cardiol. 2008; 51(8):810-815.

3）Gage BF, et al. Selecting patients with atrial fibrillation for anticoagulation: Stroke risk stratification in patients taking aspirin. Circulation. 2004;110(16):2287-2292.

如何处理急性房扑的患者?

🔑 **关键概念**	急性房扑的治疗要点在于转复、维持窦律,以及预防系统性血栓栓塞的发生。
📋 **病史**	现病史:心悸,眩晕,呼吸困难,晕厥。 既往史:充血性心力衰竭,心肌梗死,风湿性心脏病,甲状腺功能亢进,心包炎。 手术史:冠状动脉旁路移植术。
📈 **心电图**	P 波消失,代之以双向锯齿状的扑动波,频率约为 300 次/分,心室率>150 次/分,窄 QRS 波。
🩻 **影像**	超声心动图:左房血栓,左房大小。
🧬 **综合分析** (续下页)	**AFLUT**=房扑患者,心电图示发作时限不超过 48 小时。 **HS**=血流动力学稳定:患者无低血压、心源性休克以及精神状态改变。 **HU**=血流动力学不稳定:患者存在低血压、心源性休克以及精神状态改变。 **P–REV**=药物转复:伊布利特(体重小于 60kg 的患者 0.1mg/kg,10 分钟内给药;体重大于 60kg 的患者 1mg/kg,于 10 分钟内给药;如果未转复成功,再以相同剂量重复治疗)。 **RC**=心率控制的目标是静息状态下 80 次/分,适当运动时 110 次/分。对于心力衰竭但无传导旁路的患者可予美托洛尔 5mg iv q5min(最大剂量 15mg),或者地高辛 0.25mg iv q2h(最大剂量 1.5mg)。 **CDV**=直流电复律。 **CHADS2**=参见是否应给房颤患者进行抗凝治疗

综合分析 (接上页)	章节。 **CATH-ABL**=建议患者行射频导管消融术以避免房扑再发。 **AC**=抗凝治疗：口服华法林,使 INR 控制在 2~3,装有机械瓣膜的患者的 INR 则应控制在 2.5~3.5。 **ASA**=阿司匹林 325mg/d,口服。
点睛	控制心率： **AFLUT+HS=RC+P-REV** **AFLUT+HU=CDV** 抗凝治疗： **AFLUT+CHADS2≥2=AC** **AFLUT+CHADS2<2=ASA**
讨论	对房扑患者是否进行抗凝治疗,与房颤一样,取决于 CHADS2 评分。
禁忌证	伊布利特可引起 QT 间期延长,进而导致尖端扭转型室速。因此患者应用伊布利特后需持续心电监测 4 小时或直至 QT 间期恢复原有水平。
关键点	●伊布利特转复房扑的成功率大约为 60%。 ●如果患者症状无法用药物控制或者症状极严重,可行射频消融术。
参考文献	1) Wellens HJ. Contemporary management of atrial flutter. Circulation. 2002;106:649. 2) Singer DE, et al. Antithrombotic therapy in atrial fibrillation. Chest. 2008;133:546S. 3) Stambler BS, et al. Efficacy of intravenous ibutilide for rapid termination of atrial flutter. Circulation. 1996;94: 1613-1621.

如何处理 Brugada 综合征的患者？

关键概念	Brugada 综合征的治疗主要侧重于预防心源性猝死(SCD),以及评估病情避免不必要的有创性检查。
病史	现病史:晕厥,运动耐量。 既往史:心搏骤停,室性心动过速,晕厥。 家族史:Brugada 综合征,无法解释原因的猝死。 性别:男性。 用药史:钠通道阻滞剂(普鲁卡因胺),钙通道阻滞剂(地尔硫䓬),β-受体阻滞剂(普萘洛尔),三环类抗抑郁药(阿米替林),选择性 5-羟色胺再摄取抑制剂(氟西汀)。
心电图	Ⅰ 型:J 点后 ST 段穹隆型抬高≥2mm,伴≥2 个以上胸前导联 T 波倒置(V1~V3)。 Ⅱ 型:ST 段马鞍形抬高≥2mm,ST 段低谷处抬高≥1mm,伴正向或双向 T 波。 Ⅲ 型:ST 段马鞍形或穹隆型抬高<1mm。 完全或不完全性右束支传导阻滞(RBBB)。
综合分析 (续下页)	**BRUG**=Brugada 综合征的患者以心电图为诊断依据,分为 Ⅰ、Ⅱ、Ⅲ型。 **HRISK**=患者有发生心源性猝死的高度风险:患者曾经发生过心源性猝死,或者有病历记录下来的致命性心律失常(室性心动过速或心室颤动),或者有临床证据证明患者可能曾经发生过严重的心律失常(晕厥)。 **PREF**=患者优先考虑植入 ICD:在审慎地权衡利

综合分析 （接上页）	弊并考虑环境因素（如猝死家族史）之后，患者可以选择 ICD 作为首选的心源性猝死预防措施。 **MED-TX**=药物治疗：硫酸奎尼丁 300mg 口服，q6h，以预防病情进展至致死性心律失常。 **ICD**=建议患者植入埋藏式心律转复除颤器。
点睛	**BRUG=MED-TX** **BRUG+HRISK=ICD** **BRUG+PREF=ICD**
讨论	对于高危 Brugada 综合征患者，ICD 较奎尼丁能更好地预防心源性猝死，因此优先推荐 ICD 植入治疗。
禁忌证	奎尼丁可以延长 QT 间期而引发尖端扭转型室速，因此从应用开始就要加强心电监测。
关键点	Brugada 综合征患者中有晕厥史者较没有晕厥史者猝死率高出 2.5 倍。
参考文献	1）Belhassen B, et al. Efficacy of quinidine in high-risk patients with Brugada syndrome. Circulation. 2004;110: 1731-1737. 2）Epstein AE, et al. ACC/AHA/HRS 2008 guidelines for device -based therapy of cardiac rhythm abnormalities. Circulation. 2008;117:e350.

如何处理三度房室传导阻滞?

关键概念	三度房室传导阻滞的诊疗要点是鉴别及针对可逆病因进行治疗,如有指征可行起搏器植入治疗。
病史	现病史:评估症状的存在及严重性:晕厥,眩晕,呼吸困难,心悸。 既往史:冠心病,充血性心力衰竭,高血压,颈动脉窦过敏综合征。 家族史:房室传导阻滞。 手术史:导管消融术。 用药史:钙通道阻滞剂,β–受体阻滞剂,洋地黄,胺碘酮,腺苷,奎尼丁,普鲁卡因胺。
心电图	PR 间期绝对不等,P 波与 QRS 波之间不相关(分离)。
综合分析 (续下页)	**3–AVB**=三度房室传导阻滞。 **BC**=显著心动过缓:心室率<55 次/分或心脏停搏超过 3 秒。 **HU**=血流动力学不稳定:低血压(收缩压 <90mmHg)和休克征象(精神状态改变或者尿量减少)。 **HS**=血流动力学稳定:血压正常,精神良好,无明显休克征象。 **TPM**=临时起搏器:紧急情况下可以使用,包括经皮起搏器或经静脉起搏器。 **T–REV**=治疗三度房室传导阻滞的可逆病因: ●停用某些可能导致房室传导阻滞的药物(如:钙通道阻滞剂,β–受体阻滞剂,洋地黄,胺碘酮,腺苷,奎尼丁,普鲁卡因胺)。

综合分析 （接上页）	●纠正电解质紊乱(特别是钾、钙和磷)。 ●评估心肌缺血情况,并予以相应处理(参见相关章节)。 ●降低过高的迷走神经张力(如:治疗腹痛)。 **PPM**=永久起搏器治疗,针对可逆病因治疗后仍持续存在三度房室传导阻滞的患者可选择永久起搏器植入治疗。患者于起搏器植入前应行电生理检查。
点睛	**3-AVB+BC+HU=TPM+T-REV+PPM** **3-AVB+BC+HS=T-REV+PPM**
讨论	对于已经排除可逆性三度房室传导阻滞的患者,起搏器植入可以重新建立窦房结与房室结之间的电传导通路。
关键点	治疗三度房室传导阻滞的基本路径是：①维持血流动力学稳定(可行临时起搏器治疗),②鉴别及治疗可逆性病因,③评估是否适合行永久起搏器植入。
参考文献	1) Epstein AE, et al. ACC/AHA/HRS 2008 guidelines for device –based therapy of cardiac rhythm abnormalities. Circulation. 2008;117:e350.

如何处理二度Ⅰ型(文氏)房室传导阻滞?

关键概念	二度Ⅰ型(文氏)房室传导阻滞的治疗重点是鉴别并治疗可逆性的病因,在有指征时行起搏器植入治疗。
病史	现病史:晕厥,胸痛,心力衰竭。 既往史:冠心病,充血性心力衰竭,高血压,颈动脉窦过敏综合征。 家族史:房室传导阻滞。 用药史:钙通道阻滞剂,β-受体阻滞剂,洋地黄,胺碘酮,腺苷,奎尼丁,普鲁卡因胺。
心电图	PR 间期递增性延长,直到 P 波后 QRS 脱落。
综合分析 (续下页)	**2-AVB-1**=二度Ⅰ型房室传导阻滞。 **REV**=可逆病因:如迷走神经张力过高(颈动脉窦按摩导致停搏>3 秒),心肌缺血(行超声心动图鉴别),或应用某些可能导致房室传导阻滞的药物(如:钙通道阻滞剂,β-受体阻滞剂,洋地黄,胺碘酮,腺苷,奎尼丁,普鲁卡因胺)。 **T-REV**=治疗导致二度Ⅰ型房室传导阻滞的可逆性病因: ●迷走神经张力过高的患者建议行起搏器植入治疗。 ●心肌缺血的治疗,参见相关章节。 ●停用某些可能导致房室传导阻滞的药物(如:钙通道阻滞剂,β-受体阻滞剂,洋地黄,胺碘酮,腺苷,奎尼丁,普鲁卡因胺)。

综合分析 （接上页）	**PM**=起搏器植入治疗。 **SBC**=有症状的心动过缓：心率<55 次/分伴晕厥、眩晕、疲劳或运动耐量降低。 **ASYS–3**=心脏停搏超过 3 秒或者逸搏心律<40次/分。 **EXER**=2–AVB–1 在运动中出现并且不伴有心肌缺血。 **V–40**=心室率>40 次/分伴有左室功能不全，心脏扩大或房室结下阻滞。 **POST–MI**=2–AVB–1 发生于心肌梗死后。 **NMD**=神经肌肉疾病，如肌强直性肌营养不良，小腿肌萎缩等。 **ABL**=2–AVB–1 发生于射频消融处理房室连接处后。
点睛	**2–AVB–1+REV=T–REV** **2–AVB–1+SBC=PM** **2–AVB–1+ASYS–3=PM** **2–AVB–1+EXER=PM** **2–AVB–1+V–40=PM** **2–AVB–1+POST–MI=PM** **2–AVB–1+NMD=PM** **2–AVB–1+ABL=PM**
讨论	对于二度Ⅰ型房室传导阻滞的治疗，可逆病因的评估应先于起搏器植入治疗。

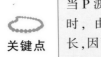 **关键点**	当 P 波 2:1 下传（每两个 P 波脱落一个 QRS 波）时，由于无法观察是否存在 PR 间期进行性延长，因而无法区分二度房室传导阻滞是 I 型还是 II 型。
 参考文献	1）Epstein AE, et al. ACC/AHA/HRS 2008 guidelines for device –based therapy of cardiac rhythm abnormalities. Circulation. 2008;117: e350.

如何处理二度 Ⅱ 型房室传导阻滞?

关键概念	二度 Ⅱ 型房室传导阻滞的治疗重点是鉴别并治疗可逆性的病因,在有指征时行起搏器植入治疗。
病史	现病史:晕厥,胸痛,心力衰竭。 既往史:冠心病,充血性心力衰竭,高血压,颈动脉窦过敏综合征。 家族史:房室传导阻滞。 用药史:钙通道阻滞剂,β–受体阻滞剂,洋地黄,胺碘酮,腺苷,奎尼丁,普鲁卡因胺。
心电图	PR 间期固定延长,直至一个 P 波下传受阻,伴宽 QRS 波逸搏。
综合分析 (续下页)	**2–AVB–2**=二度 Ⅱ 型房室传导阻滞。 **REV**=可逆病因:如迷走神经张力过高(颈动脉窦按摩导致停搏>3 秒),心肌缺血(行超声心动图鉴别),或应用某些可能导致房室传导阻滞的药物(如:钙通道阻滞剂,β–受体阻滞剂,洋地黄,胺碘酮,腺苷,奎尼丁,普鲁卡因胺)。 **T–REV**=治疗二度 Ⅱ 型房室传导阻滞的可逆病因: ●迷走神经张力过高的患者建议行起搏器植入治疗。 ●心肌缺血,参见相关章节。 ●停用某些可能导致房室传导阻滞的药物(如:钙通道阻滞剂,β–受体阻滞剂,洋地黄,胺碘酮,腺苷,奎尼丁,普鲁卡因胺)。 **PM**=起搏器植入治疗。 **SBC**=有症状的心动过缓:心率<55 次/分伴晕厥、

综合分析 （接上页）	眩晕、疲劳或运动耐量降低。 **ASYS-3**=心脏停搏>3 秒或者逸搏心律<40 次/分。 **EXER**=2-AVB-2 在运动中出现并且不伴有心肌缺血。 **V-40**=心室率>40 次/分伴有左室功能不全，心脏扩大或房室结下阻滞。 **POST-MI**=2-AVB-2 发生于心肌梗死后。 **NMD**=神经肌肉疾病，如肌强直性肌营养不良，小腿肌萎缩等。 **ABL**=2-AVB-2 发生于房室交界区射频消融术后。
点睛	**2-AVB-2+REV=T-REV** **2-AVB-2+SBC=PM** **2-AVB-2+ASYS-3=PM** **2-AVB-2+EXER=PM** **2-AVB-2+V-40=PM** **2-AVB-2+POST-MI=PM** **2-AVB-2+NMD=PM** **2-AVB-2+ABL=PM**
讨论	对于二度 II 型房室传导阻滞的治疗，在考虑起搏器植入治疗前应当评估是否存在可逆性的病因。
关键点	可因运动触发房室传导阻滞，其病变部位多在希氏束-蒲肯野纤维系统。
参考文献	1) Epstein AE, et al. ACC/AHA/HRS 2008 guidelines for device-based therapy of cardiac rhythm abnormalities. Circulation. 2008;117:e350.

患者能否喝能量饮料?

🗝 关键概念	是否允许患者饮用能量饮料,主要是看患者的治疗情况以及他的身体状态是否适合。
📋 病史	既往史:冠心病,高血压,充血性心力衰竭,心律失常(传导阻滞,室上性心律失常,房颤)。 个人史:酗酒史。
〰 心电图	Q波,传导阻滞。
🩻 影像	超声心动图:LVEF<40%,左房、左室增大,室壁异常运动。
🧬 综合分析	**EB**=每16盎司(约454g)中含有超过140mg的咖啡因的能量饮料。 **ATH**=运动员=包括常年运动的人以及从事竞技运动的人。 **N–ATH**=非运动员=包括常年不运动的人以及不参加竞技运动的人。 **1–CAN–EB**=每天饮用EB量少于500mL或一听。不将EB与酒精混合饮用。大量体力活动或运动后再水化饮用。如果出现EB的副作用,需咨询健康顾问。 **AVOID**=避免饮用EB。 **MED–COND**=患者处于以下疾病的治疗情况下:高血压,冠心病,充血性心力衰竭或有心律失常病史。 **CONS**=在饮用EB之前咨询医生。

E 点睛	**ATH=AVOID** **N–ATH=1–CAN–EB** **N–ATH+MED–COND=CONS**
讨论	剧烈运动之前饮用能量饮料可引起严重的不良反应,例如:烦乱不安,易激惹,脱水以及血压升高。有潜在心脏疾患的人应在饮用能量饮料前向医生咨询。
关键点	咖啡因的副作用主要出现在摄入超过 200mg 之后,主要包括失眠、神经质、头痛、心动过速、心律失常以及恶心。
参考文献	1) Higgins JP, et al. Energy beverages: content and safety. Mayo Clin Proc. 2010;85(11):1033–1041.

该 ECG 是否提示高钾血症?

关键概念	高钾血症患者(血清钾离子浓度>5mmol/L)的心电图与其化验指标及症状一样会发生改变。
病史	现病史:肌无力(从下肢开始蔓延至上肢),麻木。 既往史:肾小管酸中毒,醛固酮减少症,肾衰竭,糖尿病。 实验室检查:血清钾离子浓度>5 mmol /L。
心电图	T 波高尖,QT 间期缩短,PR 间期及 QRS 波进行性延长。
综合分析	**ECG–HYPERK**=高钾血症患者心电图改变:T波高尖,QT 间期缩短,PR 间期及 QRS 波进行性延长。 **SUS–HYPERK**=疑似的高钾血症:仅有高钾心电图表现。 **LAB–HYPERK**=实验室检查: 血清钾离子浓度>5 mmol /L。 **HYPERK**=已确诊的高钾血症。
点睛	**ECG–HYPERK=SUS–HYPERK** **SUS–HYPERK+LAB–HYPERK=HYPERK**
讨论	典型的高钾心电图表现和体征通常出现于血清钾离子浓度≥7.0 mmol /L 或血钾水平虽较低但升高迅速的情况下。
关键点	高钾血症可以导致窦性心动过缓、窦性停搏、缓慢心室自主心律、室性心动过速、心室颤动、心脏停搏。

参考文献

1) Wagner GS. Marriotts Practical Electrocardiography. 10th ed. New York, NY: Lippincott Williams and Wilkins; 2000.
2) Mattu A, et al. Electrocardiographic manifestations of hyperkalemia. Am J Emerg Med. 2000 Oct;18(6):721–729.

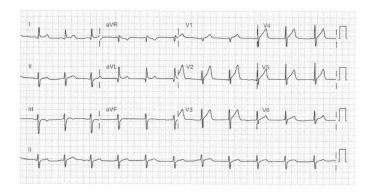

图 6-2

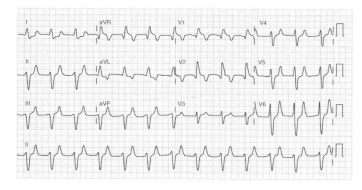

图 6-3

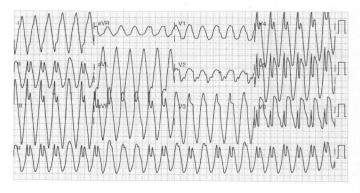

图 6-4

该 ECG 是否提示低钾血症?

关键概念	低钾血症患者 (血清钾离子浓度<3.5mmol /L)的心电图会发生变化。
病史	现病史:肌无力(典型的症状是从下肢开始蔓延至上肢),麻木,手足搐搦,恶心或呕吐。 既往史:腹泻,Conn 综合征,低镁血症。 用药史:袢利尿剂(如呋塞米),噻嗪类利尿剂(如氢氯噻嗪)。 实验室检查:血清钾离子浓度<3mmol /L。
心电图	ST 段压低,T 波低平,V4~V6 导联可见 U 波。 图 6–5
综合分析	**E–STD**=心电图 ST 段压低。 **E–DAMPTW**=T 波低平。 **E–UW**=心电图可见 U 波(尤其在 V4~V6)。 **SUS–HYPOK**=疑似的低钾血症:仅有低钾心电图表现。如果发现低钾心电图表现,则需检查血钾水平,除非心电图表现与之前并无差别,且先前患者血钾水平一直正常。 **LAB–HYPOK**=血清钾离子浓度<3.5mmol /L。 **HYPOK**=已确诊的低钾血症。

E 点睛	**E–STD+ E–DAMPTW+ E–UW= SUS–HYPOK LAB–HYPOK= HYPOK**
讨论	典型的低钾心电图表现和体征通常出现于血清钾离子浓度<2.5 mmol /L 时(此为严重低钾血症)。
关键点	低钾血症可导致横纹肌溶解,因为钾从肌细胞中释放通常可调节血管舒张及增加运动中肌肉血流;钾离子浓度降低将导致运动中血流减少。
参考文献	1) Wagner GS. Marriotts Practical Electrocardiography. 10th ed. New York, NY: Lippincott Williams and Wilkins; 2000. 2) Shintani S, et al. Marked hypokalemic rhabdomyolysis with myoglobinuria due to diuretic treatment. Eur Neurol. 1991;31(6):396–398.

该 ECG 是否提示高钙血症?

🔑 关键概念	高钙血症患者（血清钙离子浓度>11 mmol /L)的心电图会因血钙水平升高发生改变。
📋 病史	现病史:便秘,肌无力,疲劳,意识模糊,多尿,烦渴,脱水,恶心。 既往史:甲状旁腺功能亢进,恶性肿瘤,慢性肾脏疾病及肾结石。 实验室检查:血清钙离子浓度>11 mmol /L。
📈 心电图	QT 间期缩短,PR 间期延长,T 波起始部上扬,QRS 波增宽,T 波双向。
🧬 综合分析	**ECG–HIGH–CA**=高钙血症心电图表现:QT 间期缩短,PR 间期延长,T 波起始部上扬,QRS 波增宽,T 波双向。 **HYPER–C**=高钙血症。 **LAB–HI–CA**=实验室检查：血清钙离子浓度>11 mmol /L。
🇪 点睛	**ECG–HIGH–CA+ LAB–HI–CA =HYPER–C**
💬 讨论	血钙浓度<12mg/dL 的患者可无症状,但可出现如疲劳或便秘等临床表现。钙水平达 12~14mg/dL 时可表现为肌无力、多尿、恶心、脱水和(或)烦渴。
📿 关键点	慢性高钙血症可导致钙沉积于心脏瓣膜、冠状动脉和心肌,引起高血压及心肌病。
📚 参考文献	1) Wagner GS. Marriotts Practical Electrocardiography. 10th ed. New York, NY: Lippincott Williams and Wilkins; 2000.

该ECG是否提示低钙血症?

关键概念	低钙血症患者(血清钙离子浓度<9 mg/dL)的心电图与其化验指标及症状一样会发生改变。
病史	现病史:手足搐搦,牙关紧闭,焦虑。 既往史:甲状旁腺功能减退症,维生素 D 缺乏或抵抗,慢性肾衰竭。 手术史:头颈部手术(甲状腺切除术)。 实验室检查:血清钙离子浓度<9mg/dL。
体格检查	低钙束臂征 (血压计充盈超过收缩压 3 分钟导致腕足痉挛),低钙击面征(拍击耳前神经引起面部肌肉收缩),视盘水肿。
心电图	QT 间期延长(男性>0.45 秒,女性>0.47 秒)。
综合分析	**ECG–HYPOCA**=低钙血症心电图表现:QT 间期延长(男性>0.45 秒,女性>0.47 秒)。 **SUS–HYPOCA**=疑似低钙血症:仅有低钙血症心电图表现。 **LAB–HYPOCA**=实验室检查:血清钙离子浓度<9mg/dL。 **HYPOCA**=确诊的低钙血症。
点睛	**ECG–HYPOCA= SUS–HYPOCA** **SUS–HYPOCA+LAB–HYPOCA= HYPOCA**

 讨论	急性低钙血症以神经肌肉易激惹或手足搐搦为特征,主要表现为口唇麻木、手足感觉异常、肌肉痉挛、腕足痉挛、喉痉挛。
关键点	低钙血症可因延长 QT 间期而引起尖端扭转型室速。
参考文献	1) Wagner GS. Marriotts Practical Electrocardiography. 10th ed. New York, NY: Lippincott Williams and Wilkins; 2000.

该 ECG 是否提示右束支传导阻滞?

关键概念	患有右束支传导阻滞的患者,我们会在心电图上看到改变。
病史	现病史:呼吸困难,咳嗽,胸痛。 既往史:右室肥大,肺心病,高血压,冠状动脉疾病。 手术史:右心导管介入术。
心电图	心电图:QRS 间期>0.12 秒, Ⅰ、V6 导联呈 qRS 或 qrS 型,在右胸导联(V1~V3)ST 段压低和 T 波倒置,ST-T 向量与终末平均 QRS 空间向量不一致。 图 6-6
综合分析	**ECG-RB**= QRS 间期>0.12 秒, Ⅰ、V6 导联呈 qRS 或 qrS 型,在右胸导联(V1~V3)ST 段压低和 T 波倒置,ST-T 向量与终末平均 QRS 空间向量不一致。 **RBBB**=右束支传导阻滞。
点睛	**ECG-RB= RBBB**

讨论	右束支传导阻滞是心电图中一个很常见的现象，其随年龄增长呈增加趋势。
关键点	前降支冠状动脉是供应右束支的主要血管。
参考文献	1) Wagner GS. Marriotts Practical Electrocardiog- raphy. 10th ed. New York, NY: Lippincott Williams and Wilkins; 2000.

该 ECG 是否提示左束支传导阻滞?

关键概念	患有左束支传导阻滞的患者,我们会在心电图上看到改变。
病史	现病史:可能无症状,胸痛,呼吸困难,心悸。 既往史:冠状动脉疾病,高血压,心力衰竭,心肌梗死。
心电图	ECG:QRS 间期>0.12 秒,在 I、aVL、V6 导联可见 Q 波减小及增宽的粗钝的 R 波;V1 导联呈 rS 或 QS 型;在 V4~V6 导联 ST 段压低和 T 波倒置;在右胸导联(V1~V3)ST 段抬高和 T 波直立。 图 6-7
综合分析	**WIDE-QRS**= QRS 间期>0.12 秒。 **R-CHANGE**=在 I、aVL、V6 导联可见 Q 波减小及增宽的粗钝的 R 波;V1 导联呈 rS 或 QS 型。 **ST-CHANGE**=在 V4~V6 导联 ST 段压低和 T 波倒置;在右胸导联(V1~V3)ST 段抬高和 T 波直立。 **LBBB**=左束支传导阻滞。

点睛	**WIDE –QRS +R –CHANGE +ST –CHANGE = LBBB**
讨论	左束支传导阻滞最常见于有潜在器质性心脏病和(或)心脏疾病恶化、左室功能严重受损的患者。
关键点	左室肥厚常伴发左束支传导阻滞；由于左室肥厚会出现相似的心电图改变，所以确诊左束支传导阻滞是较困难的,通常由心脏超声来诊断。
参考文献	1) Wagner GS. Marriotts Practical Electrocardiography. 10th ed. New York, NY: Lippincott Williams and Wilkins; 2000.

该 ECG 是否提示左室肥厚？

🔑 **关键概念**	左室肥厚的患者心电图上会有明显改变。
📋 **病史**	现病史:可能无症状,活动时呼吸困难,胸痛。 既往史:高血压,心力衰竭,冠状动脉疾病,主动脉狭窄。
📺 **心电图**	ECG:电轴左偏;S V1+R V5 或 R V6>35mm;R aVL>11mm。S V3+ R aVL>28mm(男性);S V3+ R aVL>20mm(女性)。 图 6-8
🧬 **综合分析**	**ECG-LV**=电轴左偏。 **VOLT1**=电压标准 1:S V1+R V5 或 R V6>35mm。 **VOLT2**=电压标准 2:R aVL>11mm。 **VOLT3**=电压标准 3:S V3+ R aVL>28mm(男性),S V3+ R aVL>20mm(女性)。 **LVH**=左室肥厚。

![点睛] 点睛	**ECG–LV + VOLT1= LVH** **ECG–LV + VOLT2= LVH** **ECG–LV + VOLT3= LVH**
![讨论] 讨论	左室肥厚时 QRS 波电压升高是由于心室肌纤维数目增加导致。
![关键点] 关键点	左室肥厚会增加心力衰竭、室性心律失常、心肌梗死后死亡和脑血管事件的发生。
![参考文献] 参考文献	1) Wagner GS. Marriotts Practical Electrocardiography. 10th ed. New York, NY: Lippincott Williams and Wilkins; 2000.

该 ECG 是否提示二度 I 型房室传导阻滞?

关键概念	患有二度 I 型(文氏)房室传导阻滞的患者,心电图上变化明显。
病史	现病史:晕厥,心绞痛,心力衰竭。 既往史:冠状动脉疾病,充血性心力衰竭,高血压,颈动脉窦过敏综合征。 家族史:房室传导阻滞。
心电图	心电图上经常可以看到一类"成组性节律"的现象:逐渐的 PR 间期延长直至出现一个未能下传的 P 波。 图 6-9
综合分析	**E-PVAR**=PR 间期是可变的并且随着每次搏动逐渐延长,在一次漏搏后重新开始。 **E-PFAIL**=在心电图上可以看到明显的 P 波,其不能下传到心室(没有 P 波相关的 QRS 复合波)。 **2-AVB-1**=二度 I 型房室传导阻滞。
点睛	**E-PVAR+ E-PFAIL=2-AVB-1**

诊断	当有二度 I 型房室传导阻滞的最末搏动后停顿时,可在门诊随访。
关键点	当存在 2:1 传导阻滞(每阻 1 次传导而搏动时),二度 I 型房室传导阻滞和二度 II 型房室传导阻滞很难被区分开,因为延长的 PR 间期不能被测到。
参考文献	1)Wagner GS. Marriott's Practical Electrocardiography. 10th ed. New York, NY: Lippincott Williams and Wilkins; 2000. 2)Epstein AE, et al. ACC/AHA/HRS 2008 guidelines for device-based therapy of cardiac rhythm abnormalities. Circulation. 2008;117:e350.

该 ECG 是否提示二度 II 型房室传导阻滞(莫氏 II 型)?

关键概念	患有二度 II 型房室传导阻滞的患者,心电图上的变化明显。
病史	现病史:晕厥,心绞痛,心力衰竭。 既往史:冠状动脉疾病,充血性心力衰竭,高血压,颈动脉窦过敏综合征。 家族史:房室传导阻滞。
心电图	心电图上经常可以看到一类"成组性节律"的现象:PR 间期延长但恒定, 直至出现 P 波不能下传到心室,窄 QRS 复合波。 图 6-10
综合分析	**E-PFIX**=PR 间期是恒定的。 **E-PFAIL**=在心电图上可以看到明显的 P 波,其不能下传到心室(没有 P 波相关的 QRS 复合波)。 **2-AVB-2**=二度 II 型房室传导阻滞。
点睛	**E-PFIX + E-PFAIL=2-AVB-2**

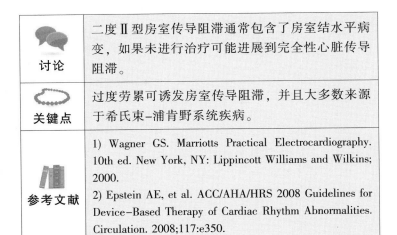

讨论	二度 II 型房室传导阻滞通常包含了房室结水平病变，如果未进行治疗可能进展到完全性心脏传导阻滞。
关键点	过度劳累可诱发房室传导阻滞，并且大多数来源于希氏束–浦肯野系统疾病。
参考文献	1) Wagner GS. Marriotts Practical Electrocardiography. 10th ed. New York, NY: Lippincott Williams and Wilkins; 2000. 2) Epstein AE, et al. ACC/AHA/HRS 2008 Guidelines for Device–Based Therapy of Cardiac Rhythm Abnormalities. Circulation. 2008;117:e350.

该 ECG 是否提示三度房室传导阻滞?

关键概念	患有三度房室传导阻滞的患者,心电图上的变化明显。
病史	现病史:晕厥,头晕,呼吸困难,心悸。 既往史:冠状动脉疾病,充血性心力衰竭,高血压,颈动脉窦过敏综合征 家族史:房室传导阻滞。 手术史:导管消融术。
心电图	ECG:PR 间期不规律改变,P 波与 QRS 波分离,宽 QRS 波。 图 6-11
综合分析	**E-PVAR**=PR 间期是改变的。 **E-DIS**= P 波与 QRS 波分离。心房率(P-P 间期)不同于心室率(R-R 间期),如果存在一个室性漏搏,则 QRS 间期是宽的。 **3-AVB**=三度房室传导阻滞。
点睛	**E-PVAR+ E-DIS=3-AVB**

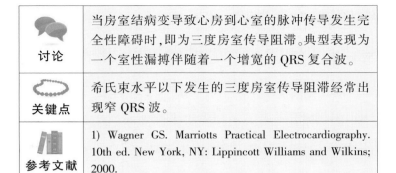

讨论	当房室结病变导致心房到心室的脉冲传导发生完全性障碍时，即为三度房室传导阻滞。典型表现为一个室性漏搏伴随着一个增宽的 QRS 复合波。
关键点	希氏束水平以下发生的三度房室传导阻滞经常出现窄 QRS 波。
参考文献	1) Wagner GS. Marriotts Practical Electrocardiography. 10th ed. New York, NY: Lippincott Williams and Wilkins; 2000.

如何处理室性期前收缩?

🔑 关键概念	症状的有无决定室性期前收缩的治疗方法。
📋 病史	现病史:胸痛、心悸、疲劳、头晕、晕厥、用力呼吸;无症状性室性期前收缩。 既往史:高血压、二尖瓣脱垂、冠状动脉疾病、肥厚型/舒张型心肌病、心力衰竭。 个人史:咖啡因滥用、酗酒、吸烟史。
心电图	ECG:QRS 间期>120ms,异常的 QRS 形态,T 波方向与 QRS 主波向量相反,完全性代偿间歇。 图 6-12
综合分析	PVC=室性期前收缩。 SYMP=有症状的患者,症状包括:胸痛、疲劳、晕厥、用力呼吸。 ASYMP=无症状的患者。 OBS=观察患者症状的进展。 PROP=每两分钟予以 1mg 普萘洛尔,最大剂量为 5mg。 AMIO=每天 800mg 胺碘酮,持续 1 周。

E 点睛	**PVC + ASYMP = OBS** **PVC+ SYMP= PROP+ AMIO**
讨论	大多数人均有室性期前收缩的发生，并且通过听诊或常规心电图检查可以被确诊。
禁忌证	以下情况禁止使用胺碘酮： ●心源性休克。 ●由严重窦房结功能障碍引起的显著窦性心动过缓。 ●二度或三度房室传导阻滞。 ●短暂的心动过缓引起的晕厥（除非已联合使用起搏器）。
关键点	高血压使室性期前收缩的患病率增加了23%。
参考文献	1）Zipes DP, et al. ACC/AHA/ESC 2006 Guidelines for Management of Patients With Ventricular Arrhythmias and the Prevention of Sudden Cardiac Death—Executive Summary. JACC. 2006;48(5):1064–1108. 2）Simpson RJ Jr. Prevalance of premature ventricular contractions in a population of African American and white men and women; the atherosclerosis risk in communities (ARIC). Am Heart J. 2002;143:535–540.

如何处理预激综合征(WPW)?

🔑 关键概念	来自旁路(Kent束)的室性提前激动会引起从心房至心室的异常传导从而导致不稳定心律失常。
📋 病史	大多数人是无症状的,但也有人有心悸、头晕、气短和晕厥。 一些人可出现心脏性猝死。
🩺 体格检查	心动过速。
〰 心电图	δ波(QRS波起始粗钝)。 PR间期缩短和轻度增宽的QRS波。 如果旁路在右室/右房,V1导联可见r波,如果旁路在左室/左房,V1导联可见负的δ波。 如果存在房颤,可见宽的QRS波。 图6-13
🏥 影像	ECHO:评估潜在的心脏疾病(Ebstein畸形)。
🧬 综合分析 (续下页)	评估: **DE**=运动时δ波消失。 **DER**=在休息和运动时δ波存在。 **O**=观察。 **EP**=EP代表程序性电刺激。 急性治疗: **U**=不稳定:如果患者是心动过速、低血压、精神状

 综合分析 （接上页）	态改变和完全不稳定。 **DC**=直流电复律。 **NCT**=患者有窄 QRS 波心动过速。 **AFRVR**=如果患者有房颤伴快速心室率。 **TM**=终止策略：首先采用 Valsalva 手法或颈动脉按摩，然后如果不成功可尝试腺苷或者维拉帕米（5mg, q2min, 直至 15mg），或者如果是难治性则予以直流电复律。 **ANT**=抗心律失常：胺碘酮或普鲁卡因胺。 慢性治疗： **SYM**=如果患者有短暂的有症状的心动过速，并从事高危职业（飞行员，运动员），并发心房颤动。 **RFA**=射频消融。 **ASMY**=如果患者无症状且<35 岁。 **ASMO**=如果患者无症状且>35 岁。 **EPS**=电生理检查和危险分层。
点睛	评估： **DE=O** **DER= EP** 急性治疗： **U= DC** **NCT= TM** **AFRVR= ANT** 慢性治疗： **SYM= RFA** **ASMY= EPS** **ASMO=O**

讨论	大多数未经历过心动过速的预激综合征患者不需要治疗但要进行观察。当患者出现症状和(或)状况不稳定时,治疗是必需的。大多数患者可能永远也不会出现症状,并且随着年龄的增大从旁路来的传导会消失。心电图改变依赖于某种因素,这种因素(压力、肾上腺素、节食、咖啡因)能改变旁路冲动传导的频率。射频消融术是一种治疗的选择并且经常被认为是有效的。
关键点	如果患者有心房颤动或心房扑动,请避免使用腺苷或所有房室结阻滞药物(β-受体阻滞剂、钙通道阻滞剂、地高辛)。心房颤动和预激综合征同时存在被认为是危险的,并且对于大多数抗心律失常药物来说,其均为禁忌证。
参考文献	1) Rosner MH, Brady WJ Jr, Kefer MP, Martin ML. Electrocardiography in the patient with the Wolff–Parkinson–White syndrome: diagnostic and initial therapeutic issues. Am J Emerg Med. 1999;17(7):705–714 2) Mehta D, Wafa S. Relative effi cacy of various physical maneuvers in the termination of junctional tachycardia. Lancet 1988;1:1181 3) Belardinelli L, Linden J. The cardiac effects of adenosine. Prog Cardiovasc Dis. 1989;32:73

如何紧急处理尖端扭转型室性心动过速的患者?

关键概念	尖端扭转型室性心动过速 (TdP) 是一种多形态 QRS 波室性心动过速,其能迅速致命。
病史	现病史:晕厥,心绞痛,呼吸困难,反应迟钝。 既往史:长 QT 间期综合征,心力衰竭,心房颤动、除颤史。 药物:延长 QT 间期的药物(见长 QT 间期章节)。
体格检查	反应迟钝,低血压,心动过速,发汗。
心电图	快速多形态室性心动过速。 长 QT 间期。 电轴旋转。 长和短 RR 间期。

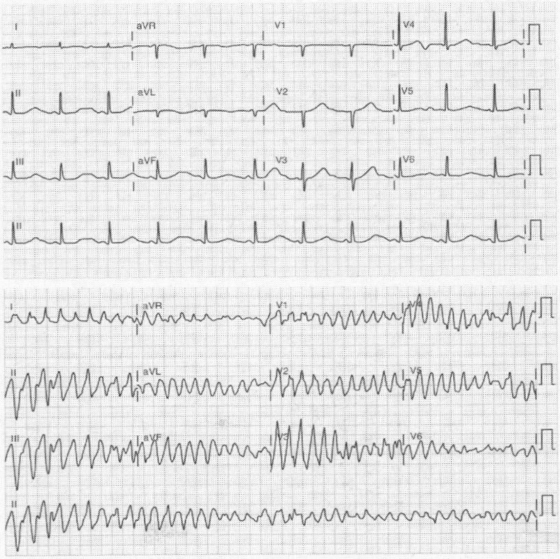

图 6-14 和图 6-15

影像	胸部 X 线片和 ECHO 可以除外结构异常。
综合分析	**TdP**=心电图或遥测器上表现为尖端扭转型室性心动过速。 **TERM-TdP**=被终止的尖端扭转型室性心动过速,可能是自行终止或成功电复律。 **RECUR-TdP**=尖端扭转型室性心动过速复发。 **HU**=血流动力学不稳定:低血压(收缩压<90mmHg)并且有休克的表现(精神状态改变或尿量减少)。 **HS**=血流动力学稳定:血压正常,精神状态正常,无休克表现。 **EM-CDV**=紧急抢救:采取措施挽救患者生命。 **INC-HR**=心率加快。心率越快 QT 间期越短,尖端扭转型室性心动过速复发的概率越小。可以使用异丙肾上腺素 5μg/min 或超速电起搏。 **MED-TX**=药物治疗:远程检测,电解质充足(特别是镁和钾,经验性地给予至少 2mg 硫酸镁盐),停止延长 QT 间期的药物,排除心肌缺血。 **EP**=电生理检查,患者应该由电除颤定位来评估并且需要对长 QT 间期进行进一步的评估。 **ARTIFACT**=有时候心电图导联的活动也会出现类似尖端扭转型室性心动过速的表现,例如当患者正在刷牙时。仔细检查条带将会发现 QRS 复合波隐藏在伪影中。如果一位患者刚起床、说话和感到高兴,应该仔细检查伪影。

E 点睛	**TdP+ HU= EM−CDV** **TERM−TdP+ HS = MED−TX+ EP** **RECUR−TdP= INC−HR+ MED−TX+EP** **ARTIFACT=保证**
讨论	尖端扭转型室性心动过速与长 QT 间期有关。其在心电图上表现为特征性的室性期前收缩（R on T）现象。它是一种可遗传的离子通道突变或药物毒性或电解质异常疾病,其会影响离子通道的传导。长期治疗包括：①如果预防性药物无效可考虑 ICD 植入。②如果患者存在心动过缓或房室传导阻滞,考虑起搏器植入。③β−受体阻滞剂(普萘洛尔、艾司洛尔、纳多洛尔)。④交感神经切除术。
关键点	● 尖端扭转型室性心动过速是致命的并且是急症。 ● 尖端扭转型室性心动过速的主要治疗方法是电复律。 ● 尖端扭转型室性心动过速与长 QT 间期有很大的关系。 ● 参考 QT−c 章节有关延长 QT 间期的药物。
参考文献	1）Drew BJ, et al. Prevention of Torsade de Pointes in Hospital Settings. Circulation. 2010;121:1047−1060. 2）Hoshino K, et al. Optimal administration dosage of magnesium sulfate for torsades de pointes in children with long QT syndrome. J Am Coll Nutr. 2004;23 (5):497S−500S.

该 ECG 是否提示预激综合征(WPW)?

关键概念	患有预激综合征的患者,心电图上有明显的改变。
病史	现病史:有或无心悸、头晕、呼吸困难、晕厥。 既往史:长 QT 间期,心房颤动。
心电图	ECG:PR 间期<0.12s,QRS 间期>0.12s, δ 波(QRS 波起始粗钝)。 图 6-16
综合分析	**ECG−WPW**= PR 间期<0.12s,QRS 间期>0.12s, δ 波(QRS 波起始粗钝)。 **WPW**=预激综合征。
点睛	**ECG−WPW= WPW**
讨论	患者可能表现为心房颤动伴极度快速心室率(>200 次/分),由于旁路前传激动心室。

关键点	正常人群中有 0.2% 会发生预激综合征。
参考文献	1) Wagner GS. Marriotts Practical Electrocardiography. 10th ed. New York, NY: Lippincott Williams and Wilkins; 2000. 2) Koplan BA, et al. ACC/AHA 2007 guidelines on perioperative cardiovascular evaluation and care for noncardiac surgery. Circulation. 2010;122:e480–e483.

该 ECG 是否提示房室结折返性心动过速?

🔑 关键概念	患有房室结折返性室上性心动过速的患者,心电图上可见明显改变。
📋 病史	现病史:心悸,头晕,呼吸困难,胸痛。 家族史:房室结折返性心动过速。
心电图 (续下页)	ECG:心室率为 120~220 次/分;窄 QRS 波(<0.12s);P 波被埋在或融合在 QRS 波里。 图 6-17 图 6-18

心电图 （接上页）	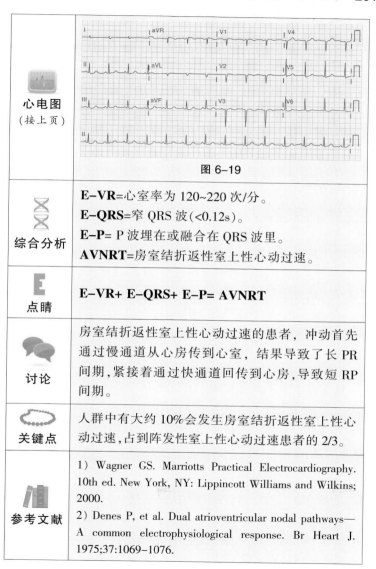 图 6-19
综合分析	**E-VR**=心室率为 120~220 次/分。 **E-QRS**=窄 QRS 波（<0.12s）。 **E-P**= P 波埋在或融合在 QRS 波里。 **AVNRT**=房室结折返性室上性心动过速。
点睛	**E-VR+ E-QRS+ E-P= AVNRT**
讨论	房室结折返性室上性心动过速的患者，冲动首先通过慢通道从心房传到心室，结果导致了长 PR 间期，紧接着通过快通道回传到心房，导致短 RP 间期。
关键点	人群中有大约 10% 会发生房室结折返性室上性心动过速，占到阵发性室上性心动过速患者的 2/3。
参考文献	1）Wagner GS. Marriotts Practical Electrocardiography. 10th ed. New York, NY: Lippincott Williams and Wilkins; 2000. 2）Denes P, et al. Dual atrioventricular nodal pathways—A common electrophysiological response. Br Heart J. 1975;37:1069–1076.

该 ECG 是否提示致心律失常性右室发育不良?

关键概念	患有致心律失常性右室发育不良（ARVD）的患者,心电图上有明显的改变。
病史	现病史:心悸,晕厥,胸痛,呼吸困难。 既往史:晕厥,心源性猝死史,心悸,心动过速。 家族史:心源性猝死、基因测试之前。
心电图	心电图:V1 导联 QRS 间期延长>110ms;S 波延长;Epsilon 波(QRS 末与 T 波起始间可见明显的波);右胸导联(V1~V3)T 波倒置。
综合分析	**ARVD**=致心律失常性右室发育不良。 **ECG-ARVD**= V1 导联 QRS 间期延长>110ms;S 波延长;Epsilon 波（QRS 末与 T 波起始间可见明显的波);右胸导联(V1~V3)T 波倒置。
点睛	**ECG-ARVD= ARVD**
讨论	ARVD 的显著特点是肉眼可见右室游离壁肥厚,其可引起局部室壁运动和传导异常。进一步的影像学检查,包括:ECHO、心脏 CT、心脏磁共振扫描,将会明确此诊断。
关键点	在初次就诊的患者中,40%~50%的患者心电图是正常的。
参考文献	1) Marcus FI, et al. Diagnosis of arrhythmogenic right ventricular cardiomyopathy/dysplasia. Circulation. 2010; 121:1533. 2) Jaoude SA, et al. Progressive ECG changes in arrhythmogenic right ventricular dysplasia. Eur Heart J. 1996;17 (11):1717-1722.

该 ECG 是否提示长 QT 间期?

关键概念	心电图 QT 间期可以根据心率即 RR 间期改变进行测量和计算。
病史	现病史:心悸,晕厥,抽搐,和(或)心脏骤停。 既往史:先天性长 QT 间期综合征(LQTS),心动过缓,房颤,充血性心力衰竭。 用药史:胺碘酮,地高辛(参见引起 QT 间期延长的药物章节)。
心电图	心电图:QT-c 是根据心率校正的 QT 间期。QT-c=QT 间期/(RR 间期平方根)。 QT-c 间期>0.44 秒即延长。 图 6-20
综合分析	**ECG-QT**=QT-c>0.45 秒(男性)和 QT-c>0.47 秒(女性)。 **PROL-QT**=QT 间期延长。
点睛	**PROL-QT=ECG-QT**

讨论	监测 QT 间期,QT 间期延长有发生尖端扭转型室速的风险。
关键点	QT-c>0.50 秒的患者是发生尖端扭转型室速的高危人群。
参考文献	1) Wagner GS. Marriotts Practical Electrocardiography. 10th ed. New York, NY: Lippincott Williams and Wilkins; 2000.

该 ECG 是否提示三环类抗抑郁药中毒?

关键概念	使用三环类抗抑郁药(TCA)的患者,毒性变化可表现在心电图上。
病史	现病史:使用三环类抗抑郁药(如阿米替林,丙咪嗪,去甲替林)治疗精神错乱、谵妄、心悸、低血压、高热的患者。 既往史:抑郁症,创伤后应激障碍,多动症,焦虑症。
心电图	ECG:QRS 宽度>100ms, Ⅰ、aVL 导联 S 波钝挫,aVR 导联 R 波>3mm,aVR 导联 R/S>0.7。
综合分析	**ECG-TCA**=三环类抗抑郁药中毒在心电图上出现以下改变:QRS 宽度>100ms; Ⅰ、aVL 导联 S 波钝挫;aVR 导联 R 波>3mm,aVR 导联 R/S>0.7。 **TCA-TOX**=三环类抗抑郁药中毒。
点睛	**ECG-TCA=TCA-TOX**
讨论	出现 TCA 毒性症状的患者, 尽快行心电图检查,可能会迅速出现威胁生命的心律失常。
关键点	在 QRS>100ms 的患者中,26%会有抽搐发作。在 QRS>160ms 的患者中,50%可能发生室性心律失常。
参考文献	1) Wagner GS. Marriotts Practical Electrocardiography. 10th ed. New York, NY: Lippincott Williams and Wilkins; 2000.

该健康年轻人的 ECG 是生理变异还是异常？下一步怎么做？

关键概念	一些异常心电图表现在健康年轻运动员中出现，可被认为是正常变异。
病史	现病史：健康年轻人常规心电图检查发现异常者。
心电图	心电图：回顾以前的心电图以除外新发疾病。
综合分析（续下页）	识别可能被误认为异常的心电图表现。 **RSA**＝呼吸相关的窦性心律失常：R–R 间期随呼吸运动变化，吸气时缩短，呼吸时延长，为生理性通气和血流匹配所致。 **VAGO**＝被证实的迷走神经紧张的运动员：窦性心动过缓，一度房室传导阻滞，室上性和室性异位节律。如果不引起症状，或者未出现超过 4 秒的心脏停搏，则无需治疗。异位节律在运动员发生概率并不比正常人群多。 **BER**＝良性早复极：孤立性 J 点升高。ST/T 比值<0.25，使用异丙肾上腺素或运动后恢复正常（可与心包炎区分）。 **IRBBB**＝不完全性右束支传导阻滞：QRS<0.12 秒，可见于骨骼畸形的患者。 **PJTW**＝持续性幼稚型 T 波：V1~V3 导联 T 波倒置，其余导联 T 波直立。T 波向量为左后方向。另外常见于血钾缺乏、迷走神经紧张、过度通气时。 **PHT**＝生理性心肌肥大：从静止向运动状态适应。

综合分析 （接上页）	常见的变异为电压增高,U 波明显，室内传导阻滞,早复极,QT 间期延长。 **PROM–T**=T 波高尖:T 波高尖但不对称，见于迷走神经紧张,高钾血症,贫血。 **STD**=ST 段压低:见于交感神经过度兴奋,过度通气,神经循环性衰弱。 **QW**=Q 波:见于垂位或横位心脏、胸廓畸形以及老年人。非多导联 Q 波出现为正常变异与陈旧性心肌梗死的鉴别点。 **PRWP**=R 波递增不良:与陈旧性心肌梗死,即有 Q 波存在的 R 波递增不良鉴别。 **ASYM**=无症状性患者。 **SYM**=症状性患者:有明显症状者(尤其运动后),包括胸痛,呼吸困难,疑似晕厥或晕厥,或心悸。 **REASS**=使患者安心，告知其心电图上存在正常变异,不影响健康;若有任何不适症状出现,则复诊重新评价。 **ECHO**=行超声心动图检查,以除外明显结构性心脏病。 **STR–ECHO**=进行负荷超声心动图以除外可能导致症状的结构性以及功能性问题。
点睛	**ASYM +RSA/VAGO/BER/IRBBB/PJTW/PRWP** **=REASS** **ASYM+PHT/PROM–T/QW/PRWP=ECHO** **ASYM+STD=STR–ECHO** **SYM=STR–ECHO**

讨论	了解心电图正常变异对于筛选出可能存在隐匿性心血管疾病的患者十分重要,避免不必要的检查。年轻人异常心电图可能提示存在隐匿性心肌病,如肥厚型梗阻性心肌病、扩张型心肌病,长QT综合征和致心律失常性右室心肌病。但是,大多数为良性的,或者是运动后生理性适应。误读正常变异会造成误诊误治。在不能确定时,仔细研读静息状态下心电图,回顾以往心电图信息,以除外严重疾病。
关键点 (续下页)	●运动所致 ST 段抬高和 T 波改变为生理性。良性心律失常经常在运动后消失。 ●深吸气,Valsalva 动作,给钾或者普萘洛尔可能使幼稚型 T 波正常。 ●生理性心肌肥大其收缩功能和舒张功能是正常的。 ●如果没有心脏疾病,运动很少引起运动员猝死。 ●肥厚型梗阻性心肌病在运动员中少见,应剔除有肥厚型梗阻性心肌病心电图改变者从事运动职业。 ●如果心电图 ST 段显著压低,应首先排除心肌缺血。 ●单纯通过静息心电图,鉴别存在运动员心脏的健康运动员和合并心脏病的运动员患者很困难。如果有左室肥厚,应行超声心动图检查,并排除心肌缺血。 ●合并复杂室性心律失常者应进行心肌炎病情评估。

关键点 （接上页）	●良性复极运动员合并胸痛者,应与心包炎、心肌炎、ST 段抬高型心肌梗死鉴别。 ●除非被证实不存在器质性病变,房室传导阻滞或者莫氏阻滞 3:1 下传者为器质性病变的标志。 ●心律失常频繁或者运动时出现症状，需要进一步检查评估。
参考文献	1) Higgins JP. Normal resting electrocardiographic variants in young athletes. Phys Sportsmed. 2008;36(1):1–7.

窦性心律失常

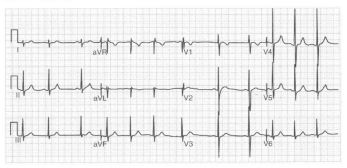

图 6-21

良性早复极

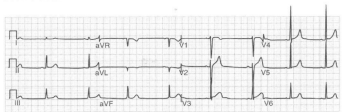

图 6-22

运动员心脏

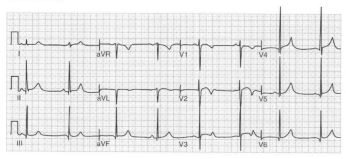

图 6-23

R 波递增不良

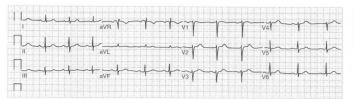

图 6-24

如何处理右束支传导阻滞?

关键概念	右侧信号传导系统存在缺陷时,右心室通过左束支传导电信号去极化,故右心室去极化迟于左室去极化。
病史	现病史:表现为右束支传导阻滞的患者。 既往史:心悸,头昏眼花,晕厥,充血性心力衰竭病史。 个人史:心脏手术。 家族史:心脏传导阻滞,心律失常,起搏器植入,心脏骤停,心肌梗死。
体格检查	随呼吸变化(吸气时更明显)的第二心音宽阔、持续分裂。
心电图	QRS>100ms。 V1 导联 QRS 呈 rR',rsR',qR,R 型。 Ⅰ、V6 导联 S 波粗钝。 T 波和 QRS 主波方向相反。
影像	ECHO:右心室压力升高(肺心病),右心室肥大。
综合分析 (续下页)	**RBBB**=心电图为右束支传导阻滞。 **TWD**=T 波倒置=T 波方向与 QRS 主波方向相反。 **TWC**=T 波直立=T 波方向与 QRS 主波方向一致。 **CS-STE**=穹隆型或马鞍型 ST 段抬高:穹隆型 ST 段抬高≥2mm (0.2mV) 伴≥2 个右心导联 (V1~V3)T 波倒置;马鞍型 ST 段抬高,上斜型 ST 段抬高≥2mm,凹陷型 ST 段抬高≥1mm,T 波正向或

综合分析 (接上页)	双向,或者马鞍型或穹隆型 ST 段抬高<1mm。 **SYNC**=晕厥。 **REASS**=消除疑虑,不再行进一步检查。 **ISCH**=进行缺血性负荷评价(例如负荷试验)。 **BRUG**=考虑 Brugada 综合征,行进一步检查(例如电生理学评价)。 **PPM**=考虑行永久起搏器植入。
点睛	**RBBB+TWD=REASS** **RBBB+TWC=ISCH** **RBBB+CS−STE=BRUG** **RBBB+SYNC=PPM**
讨论	● 右束支传导阻滞在健康人中无危害。它随年龄增长患病率增加,与缺血、心肌梗死或死亡无关联。 ● 心肌组织病理病因学包括高血压、心肌肥厚、先天性心脏病、传导系统心肌纤维化(Lenegre 病,即特发性双束支纤维化)、介入治疗。
关键点	QRS 波和 T 波方向一致可能提示缺血或梗死。
参考文献	1) Rotman M, Triebwasser JH. A clinical and follow-up study of right and left bundle branch block. Circulation. 1975;51:477

第 7 章

先天性心脏病

房间隔缺损是否需要封闭?

关键概念	房间隔缺损(ASD)是否需要封闭基于缺损面积和分流量大小。
病史	现病史:可能无症状。呼吸困难,运动耐量下降,心悸。 既往史:心律失常,肺动脉高压,充血性心力衰竭(CHF)。 家族史:先天性心脏病家族史。
体格检查	体格检查可能正常。右室抬举性搏动,第二心音较宽的固定分裂,肺动脉收缩中期杂音。
心电图	PR 间期延长。 继发孔房间隔缺损=电轴右偏+右房增大+不完全性右束支传导阻滞(IRBBB)。 原发孔房间隔缺损=电轴左偏+不完全性右束支传导阻滞(IRBBB)。
影像	胸部 X 线片:右室和右房增大;肺动脉增宽;肺血管影增加。 超声心动图:直接征象为房间隔缺损或者分流(尤其是使用微泡盐水技术时),右房或右室扩张,肺动脉压力升高,定量判断分流量大小的 Qp/Qs(即肺循环血流量与体循环血流量之比)。
综合分析 (续下页)	SYM=症状性房间隔缺损=劳力性呼吸困难,乏力,心悸,房性心律失常。 ASYM=无症状性房间隔缺损。 SIG-SHUNT=明显左向右分流 (超声心动图显

综合分析（接上页）	示），Qp∶Qs>1.5。 **STR–CHANGE**=心脏结构性改变证据，例如肺动脉压升高，右房或右室扩大或肥厚。 **PxE**=既往反常栓塞事件。 **CLOSURE**=封闭房间隔缺损。根据缺损面积和位置已选择介入或手术方法封闭缺损。 **FOLLOW**=每两年 1 次超声心动图的临床随访或者出现症状时及时复诊。 **END–STAGE**=明显房间隔缺损长期未予治疗的临床情况。可能有严重不可逆转的肺动脉高压或 Eisenmenger 综合征。此时死亡率并不会随缺损封闭而改善。预后很差。 **MED–TX**=药物治疗。药物无法改变解剖上的缺损。给予药物可减轻右心衰竭和肺动脉高压。
点睛	**SYM+（NO END–STAGE）=CLOSURE** **ASYM+SIG–SHUNT=CLOSURE** **ASYM+STR–CHANGE=CLOSURE** **ASYM+PxE=CLOSURE** **ASYM+（NO SIG–SHUNT）+（NO STR–CHANGE）=FOLLOW** **END–STAGE=MED–TX**
讨论（续下页）	大部分房间隔缺损的患者数 10 年无症状，而且通常体格检查相对正常，这使得房间隔缺损成为最常见的成人先天性心脏病。有明显分流的房间隔缺损患者由于肺血管超负荷，其自然病程导致肺动脉高压和右心重构。一旦严重肺高压形成，死亡

讨论 （接上页）	率很高。房间隔缺损封闭手术其手术本身死亡率和病死率较低，且可通过介入或手术解决。手术目的是在并发症形成前早期进行封闭治疗。小缺损且无明显分流表现者极少发展为具有临床意义的病变。
禁忌证	对于严重的、不可逆的肺动脉高压患者不可行封闭手术。
关键点	●大部分房间隔缺损患者可无症状生存数十年。 ●因肺血管负荷增重，有明显分流者死亡率增加，行封闭手术后，即使是老年或无症状者，也可降低死亡率。 ●一旦严重肺动脉高压形成，且不可逆转，预后并不能随封闭手术而改善。 ●小缺损伴有细小分流者通常无临床意义。
参考文献	1）Warnes CA, Williams RG, Bashore TM, et. al. ACC/A-HA 2008 Guidelines for Adults with CHD. J Am Coll Cardiol. 2008 Dec 2;52(23):e174–e176. 2）Brickner ME, et al. Congenital Heart Disease in Adults –First of Two Parts. N Engl J Med. 2000;342(4):256–263. 3）Du ZD, et al. Comparison Between Transcatheter and Surgical Closure of Secundum Atrial Septal Defect in Children and Adults: Results of a Multicenter Nonran-domized Trial. J Am Coll Cardiol. 2002;39 (11): 1836–1844.

如何处理卵圆孔未闭的患者?

关键概念	卵圆孔未闭(PFO)患者的治疗基于发展为不明原因卒中的风险。
病史	现病史:晕厥,乏力,呼吸困难,发绀,或偏头痛。既往史:栓塞事件,脑血管意外,高凝状态(V 因子变异,抗凝血酶缺乏,C 蛋白和 S 蛋白缺乏),短暂性脑缺血发作。
体格检查	超声心动图:微泡盐水造影发现房间隔处右向左分流。
综合分析	**PFO**=卵圆孔未闭患者。 **TIA**=短暂性脑缺血发作患者。 **CRST**=既往不明原因卒中患者 (卒中发作时,缺乏明确的心脏或者大血管来源的栓子, 其分布与小血管病变不一致)。 **HCS**=高凝状态(V 因子变异,抗凝血酶缺乏,C 蛋白和 S 蛋白缺乏) 或者静脉栓塞病史 (深静脉栓塞)。 **RCS**=经治疗后仍反复发作的不明原因的卒中患者。 **ASP**=阿司匹林 325mg/d。 **AC**=口服抗凝血酶药物, 如华法林, INR 目标值为 2~3。 **CLOS**=建议卵圆孔未闭患者行封闭治疗。

E 点睛	**PFO+TIA=ASP** **PFO+CRST=ASP** **PFO+HCS=AC** **PFO+RCS=CLOS**
讨论	卵圆孔未闭患者发生不明原因性卒中的风险很高。对于处于高凝状态或者有静脉栓塞病史的患者,推荐使用华法林等抗凝药物,有研究证实,与使用阿司匹林治疗的患者相比,其获益大于风险。
关键点	●卵圆孔未闭在人群中的发生率为25%。 ●在年龄<55岁、有不明原因卒中的患者中,46%存在卵圆孔未闭。 ●卵圆孔未闭的面积越大,不明原因卒中复发的风险越高。
参考文献	1) Sacco RL, et al. Guidelines for Prevention of Stroke in Patients with Ischemic Stroke or Transient Ischemic Attack. Circulation. 2006;113:e409–e449. 2) Hidehiko H, et al. Patent Foramen Ovale: Current Pathology, Pathophysiology, and Clinical Status. J Am Coll Cardiol. 2005;46:1768–1776.

单纯性室间隔缺损是否需要封闭?

关键概念	对室间隔缺损(VSD)的患者是否行封闭治疗基于左室功能、左向右分流程度、肺动脉压力和是否存在心内膜炎。
病史	现病史:收缩期杂音,呼吸困难,端坐呼吸,或者发绀。 既往史:充血性心力衰竭,肺动脉高压。
体格检查	胸骨左下缘全收缩期杂音。
心电图	双心室肥厚或者右室肥厚。
影像	超声心动图:确定缺损大小及部位,缺损数量,推算 Qp/Qs 比值,左向右分流,心室大小和功能。 胸部 X 线片:左房和左室增大,肺血管纹理增多。
综合分析	**VSD**=室间隔缺损。 **CLOSURE**=建议患者行室间隔封闭手术。 **QPQS**=经超声心动图或者心导管测量的肺循环和体循环血流量比值 (Qp/Qs)(通常在无分流时,肺、体循环血流应相同,故 Qp/Qs 比值应为 1.0)。 **LVOVD**=左室容量超负荷的临床证据(舒张期室间隔扑动,超声心动图所见左心室呈"D"型)。 **IE**=既往感染性心内膜炎病史的患者。 **L–R–S**=室间隔左向右分流。 **PAP**=肺动脉压力小于 2/3 体循环压力。 **PVR**=肺血管阻力小于 2/3 体循环阻力。 **LVF**=左室收缩或舒张功能障碍。

E 点睛	**VSD+QPQS>2.0+LVOVD=CLOSURE** **VSD+IE=CLOSURE** **VSD +L −R −S +QPQS >1.5 +PAP +PVR =CLO-SURE** **VSD+L−R−S+QPQS>1.5+PVR=CLOSURE** **VSD+L−R−S+QPQS>1.5+LVF=CLOSURE**
讨论	Qp/Qs 提高的室间隔缺损患者，且合并左室功能异常或既往感染性心内膜炎病史，应建议其行手术封闭治疗，阻止肺动脉压力进一步升高，甚至发展为 Eisenmenger 综合征。
禁忌证	严重不可逆肺动脉高压的患者，不建议其行室间隔封闭治疗。
关键点	●室间隔缺损是出生时最常见的先天性心脏缺损。 ●70%室间隔缺损患者为室间隔膜部缺损，其中大部分在 12 岁前可自行关闭。
参考文献	1) Warnes CA, et al. ACC/AHA 2008 Guidelines for the Management of Adults with Congenital Heart Disease. J Am Coll Cardiol. 2008;52:e174−e176. 2) Brickner ME. Congenital Heart Disease in Adults. NEJM. 2000;342: 256−263.

第 8 章

心力衰竭与高血压

如何处理收缩性心力衰竭?

关键概念	收缩性心力衰竭的治疗以改善容量负荷症状(如肺淤血,呼吸困难)和提高左室功能为原则。
病史	现病史:劳力性或静息时呼吸困难,疲劳,乏力,出汗。 既往史:高血压病,冠状动脉疾病,高脂血症,糖尿病,心房颤动。 个人史:吸烟、酗酒。
体格检查	外周水肿、颈静脉压力升高、啰音、心尖搏动向左下偏移、第三心音奔马律。
影像	超声心动图:射血分数<40%,左房和左室增大,室壁运动异常。 胸部 X 线片:心脏扩大,上肺血管影增多,胸腔积液。
综合分析 (续下页)	S–HF=射血分数<40%的收缩性心力衰竭患者。 LVEF=左室射血分数。 AFIB=心房颤动。 FUROS=呋塞米 40mg 负荷量静注,20mg/h 维持。 ACEI=血管紧张素转化酶抑制剂依那普利 10mg,bid。如果患者不能耐受 ACEI 类药物,给予血管紧张素受体拮抗剂(ARB)缬沙坦 80mg ,bid,po 。 METO=口服美托洛尔缓释片 25mg ,qd。 DIG=地高辛起初两天 0.5mg,qd, 后以 0.25mg(qd)维持量口服。 HYD=肼屈嗪 10mg,tid。 NIT=异山梨酯 20mg,tid。

综合分析 （接上页）	**INTOL–ACEI**＝不可耐受 ACEI 或者 ARB 类药物患者。 **INEFF**＝呋塞米和依那普利治疗无效，仍有呼吸困难、乏力、血压过高等心力衰竭症状的患者。
点睛	**S–HF=FUROS+ACEI+METO** **S –HF +INTOL –ACEI =FUROS +HYD +NIT + METO** **S–HF+INEFF=FUROS+ACEI（或 HYD+NIT)+ METO+DIG** **S–HF+AFIB=FUROS+ACEI+METO+DIG** **S –HF +AFIB +INTOL –ACEI =FUROS +HYD + NIT+METO+DIG**
讨论	对利尿剂、ACEI 和 β–受体阻滞剂治疗无效的收缩性心力衰竭患者，地高辛可有效增加心输出量，提高运动耐量和左室功能。虽然在地高辛<0.25mg/d 时神经内分泌作用即可发挥，但正性肌力作用通常需要剂量达到≥0.25mg/d。
关键点	DIG 试验表明，地高辛治疗可显著减少心力衰竭患者的住院率，但对总死亡率无益处。
参考文献	1) Hunt SA, et al. 2009 Focused update incorporated into the ACC/AHA 2005 guidelines for the diagnosis and management of heart failure in adults. Circulation. 2009;119: e391. 2) Digitalis Investigation Group. Sex based differences in the effect of digoxin for the treatment of heart failure. N Engl J Med. 1997;336: 525–533.

如何处理急性舒张性心力衰竭?

关键概念	舒张性心力衰竭(DHF)定义为射血分数保留的心功能不全,LVEF>45%或50%。舒张性心力衰竭的治疗以减少充血状态,控制心率,防治心肌缺血和控制血压为原则。
病史	现病史:劳力性或静息呼吸困难,疲劳,乏力,出汗。 既往史:高血压病,冠心病,高脂血症,糖尿病,心房颤动。 个人史:吸烟,酗酒。
体格检查	外周水肿,颈静脉压力升高,啰音,心尖搏动向左下偏移,第三心音奔马律,不规则脉。
影像	超声心动图:射血分数>50%,舒张早期左室充盈减少,舒张晚期左室充盈增加。
综合分析 (续下页)	**ADHF**=急性舒张性心力衰竭。 **AFIB**=心房颤动。 **REST–SR**=恢复窦性心律。 **SR**=限制食盐摄入,每日小于2g。 **FUROS**=利尿剂呋塞米:可应用于所有以容量负荷过重为临床表现的患者:呋塞米40mg负荷量静注,后以40mg静注,q12h,或者20mg/h静注。 **ACEI**=血管紧张素转化酶抑制剂(ACEI):应用于舒张性心衰合并症状性动脉粥样硬化疾病或糖尿病患者。 如果收缩压>90mmHg,给予依那普利10mg口服,bid,或者赖诺普利5mg口服,qd。

综合分析 （接上页）	如果患者不可耐受 ACEI 类药物,给予 ARB 类缬沙坦 80mg 口服,bid。 如果患者肾功能显著异常(血清 Cr>2.0mg/dL)时,不使用 ACEI 和 ARB。 **BB=β–受体阻滞剂**:应用于舒张性心力衰竭合并陈旧性心肌梗死、高血压,和(或)心房颤动的患者:美托洛尔 50mg 口服,q6h,或者阿替洛尔 20mg 口服,qd(P-R 间期>0.24 秒,二度或三度心脏传导阻滞,活动性哮喘或者反应性气道疾病患者禁用)。 **ISCH=**有症状性心肌缺血患者 (胸痛,胸闷或不适)。 **NIT=**消心痛 20mg 口服,tid。 **EVAL=**对急性冠状动脉综合征患者进行评估,参见不稳定型心绞痛/非 ST 段抬高型心肌梗死治疗章节。 **HCTZ=**氢氯噻嗪 25mg 口服,qd。
点睛	**ADHF=SR+FUROS+ACEI+BB** **ADHF+ISCH=SR+FUROS+ACEI+BB+NIT+EVAL** **ADHF+AFIB=SR+FUROS+ACEI+BB+REST–SR**
讨论	舒张性心力衰竭患者,其左室射血分数和收缩功能正常,但是舒张功能以及左室充盈受损。

关键点	舒张性心力衰竭患者年死亡率为 5%~8%(收缩性心力衰竭患者为 10%~15%)。
参考文献	1) Aurigemma GP, et al. Clinical practice. Diastolic heart failure. N Engl J Med. 2004;351:1097−1105. 2) Jessup M, et al. 2009 Focused update: ACCF/AHA guidelines for the diagnosis and management of heart failure in adults. J Am Coll Cardiol. 2009;53:1343−1382. 3) Angeja BG, et al. Evaluation and management of diastolic heart failure. Circulation. 2003;107:659. 4) Smith GL, Masoudi FA, Vaccarino V, Radford MJ, Krumholz HM. Outcomes in heart failure patients with preserved EF. J Am Coll Cardiol. 2003;41:1510−1581.

充血性心力衰竭的 NYHA 分级是什么?

关键概念	将充血性心力衰竭患者心功能受损程度按诱发症状的活动程度进行分级, 该分级标准由纽约心脏病学协会(NYHA)提出。
病史	现病史:劳力性或静息呼吸困难、疲劳、乏力、出汗。 既往史:高血压病、冠心病、高脂血症、糖尿病、心房颤动。 个人史:吸烟、酗酒。
体格检查	外周水肿、颈静脉压力升高、啰音、心尖搏动向左下偏移、第三心音奔马律。
影像	超声心动图:射血分数<40%,左房和左室增大,室壁运动异常。 胸部 X 线片:心脏扩大,上肺血管影增多,胸腔积液。
综合分析	**NYHA–Ⅰ** =纽约心脏病学协会 Ⅰ 级。 **NYHA–Ⅱ** = 纽约心脏病学协会 Ⅱ 级。 **NYHA–Ⅲ** = 纽约心脏病学协会 Ⅲ 级。 **NYHA–Ⅳ** = 纽约心脏病学协会 Ⅳ 级。 **ASYMP** =普通体力活动时无乏力、心悸、呼吸困难或心绞痛。 **SYMP–STREN** =剧烈活动时出现乏力、心悸、呼吸困难或心绞痛。 **SYMP–ADL** =日常活动可引起症状。 **SYMP–REST** =休息时既可出现症状,不能进行任何体力活动。

点睛	**ASYMP= NYHA– I** **SYMP–STREN= NYHA–II** **SYMP–ADL= NYHA–III** **SYMP–REST= NYHA–IV**
讨论	NYHA 心功能分级可定量评价充血性心力衰竭，利于研究者交流、评估预后，有助于在瓣膜手术、心律转复除颤器(ICD)植入和药物治疗方面制订治疗方案。
参考文献	1) Hunt SA, et al. 2009 focused update incorporated into the ACC/AHA 2005 guidelines for the diagnosis and management of heart failure in adults. Circulation. 2009;119: e391–e479.

如何处理高血压急症?

关键概念	高血压急症的治疗基于相关临床情况。
病史	现病史:胸痛、头痛、意识障碍、气短、咳嗽、视力模糊、背痛、少尿。 既往史:高血压病、冠心病、充血性心力衰竭、糖尿病、慢性肾脏疾病。 个人史:药物滥用。
体格检查	血压>180/120mmHg,新发血管杂音、视网膜出血或渗出、啰音、颈静脉压力升高。
心电图	ST 段抬高、ST 段压低、深 Q 波(>1mm)、R 波递增不良。
综合分析 (续下页)	**HTNE**=高血压急症:血压迅速升高,超过 180/120mmHg。 **HTNU**=高血压危症:无症状性血压升高,超过 160/100mmHg。 **PULME**=肺水肿。 **AMIS**=急性心肌缺血(心绞痛,急性心肌梗死)。 **AAD**=急性主动脉夹层。 **ARF**=急性肾衰竭。 **ENC**=高血压脑病。 **ECL**=子痫。 **SC**=交感危象:嗜铬细胞瘤,自主神经功能障碍(颈髓损伤后),药物(可卡因,苯丙胺,苯丙醇胺,苯环利定,或者单胺氧化酶抑制剂和含酪胺的食物)。

综合分析 （接上页）	**ESMO**=艾司洛尔 80mg,30s 内弹丸式静脉注射，之后以 150μg/(kg·min) 的速度静脉维持。 **HYD**=肼屈嗪 5mg 弹丸式注射,如果血压在 20min 后无降低,重复一次(最大剂量为 30mg)。 **LOOP**=呋塞米 40mg 静注 ,超过 2 分钟。 **NCD**=尼卡地平 5mg/h,iv。 **LBTL**=拉贝洛尔 2mg/min,iv(最大量为 300mg)。 **NTG**=硝酸甘油 5μg/min,iv。 **NP**=硝普钠 0.5μg/min,iv。
点睛	**HTNE+SC=NCD** **HTNE+ARF=NCD** **HTNE+PULME=NP+NTG+LOOP** **HTNE+AAD=NP+ESMO** **HTNE+AMIS=NTG+LBTL** **HTNE+ENC=LBTL** **HTNE+ECL=HYD**
讨论	高血压急症若不及时处理可能导致靶器官损伤的紧急状态。高血压急症患者应转入 ICU 并应立刻给予静脉降压药物,降压目标为在第一小时内使平均动脉压减少 25%。

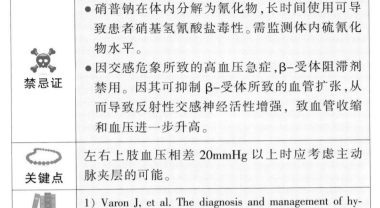禁忌证	●硝普钠在体内分解为氰化物,长时间使用可导致患者硝基氢氰酸盐毒性。需监测体内硫氰化物水平。 ●因交感危象所致的高血压急症,β-受体阻滞剂禁用。因其可抑制 β-受体所致的血管扩张,从而导致反射性交感神经活性增强, 致血管收缩和血压进一步升高。
关键点	左右上肢血压相差 20mmHg 以上时应考虑主动脉夹层的可能。
参考文献	1) Varon J, et al. The diagnosis and management of hypertensive crises. Chest. 2000;118:214–227.

如何处理 LDL 水平升高的患者?

 关键概念	对患者低密度脂蛋白(LDL)水平的控制是基于患者是否存在冠心病、冠心病等危症以及危险因素。
 病史	现病史:LDL 升高。 既往史:冠心病,糖尿病,周围血管病,腹主动脉瘤,高血压病,高脂血症,短暂性脑缺血发作。 家族史:早发冠心病家族史(男性直系亲属发病年龄<55 岁,女性直系亲属发病年龄<65 岁)。 个人史:吸烟史、酗酒史。
 体格检查	黑色棘皮病,间歇性跛行,四肢苍白/皮温低。
 心电图	ST 段压低、ST 段抬高、深 Q 波(>1mm)。
 综合分析 (续下页)	**LDL**=血清低密度脂蛋白胆固醇水平。 **CAD-EQ**=存在冠心病或冠心病等危症的患者,等危症包括:糖尿病,周围血管病,颈动脉疾病(狭窄>50%),腹主动脉瘤,冠心病 10 年患病风险>20%(参见 Framingham 危险评分章节)。血清低密度脂蛋白目标值<70mg/dL。 **2RF**=下列危险因素中, 存在 2 个或 2 个以上:高血压病,吸烟,高密度脂蛋白降低(<40mg/dL),早发冠心病家族史,年龄(男性 ≥45 岁,女性 ≥55 岁);或冠心病 10 年患病风险为 1%~20%(参见 Framingham 危险评分章节)。血清低密度脂蛋白目标值<130mg/dL。 **01RF**=下列危险因素中存在 0 个或 1 个:高血压

综合分析 （接上页）	病,吸烟,高密度脂蛋白降低(<40mg/dL),早发冠心病家族史,年龄(男性≥45 岁,女性≥55 岁)。血清低密度脂蛋白目标值<160mg/dL。 **TLC**=建议选用改善生活方式的治疗方法，如减轻体重,有氧锻炼,以及低盐低脂高纤维饮食。 **DT**=开始药物治疗,可选用下列药物： 阿托伐他汀 10mg/d 或 洛伐他汀 40mg/d 或 普伐他汀 40mg/d 或 辛伐他汀 20mg/d 或 氟伐他汀 40mg/d 或 瑞舒伐他汀 5mg/d 或 如果不能耐受他汀类药物，可以选用吉非贝齐 600mg(bid)以及烟酸 1.5g/d。
点睛	**01RF+LDL≥160=TLC** **01RF+LDL≥190=DT** **2RF+LDL≥130=TLC+DT** **CAD–EQ+LDL≥100=TLC+DT**
讨论	冠心病或冠心病等危症患者需要严格控制生活方式以及药物治疗,以防止冠心病的进展。
禁忌证 （续下页）	●他汀类药物可能会导致 ALT 的升高,如果患者 ALT 水平升高达到正常上限的 3 倍以上则应终止用药。患有胆汁淤积症或活动性肝病的患者则不应服用他汀类药物。 ●他汀类药物可能会导致肌病，一般特点为肌肉

☠️ **禁忌证** (接上页)	疼痛、酸胀、乏力以及肌酸激酶水平升高(超过正常上限 10 倍以上),肌病可以导致横纹肌溶解,肌红蛋白尿以及急性肾衰竭。如果怀疑或存在上述症状,应立即停止服用他汀类药物。
关键点	现已证实,对于存在冠心病及高胆固醇血症的患者,他汀类药物可将主要心血管不良事件的相对风险降低 30%。
参考文献	1) Grundy SM, et al. Implications of recent clinical trials for the National Cholesterol Education Program Adult Treatment Panel III Guidelines. Circulation. 2004;110: 227–239. 2) Pearson TA, et al. AHA guidelines for prevention of Cardiovascular disease. Circulation. 2002;106:388–391.

如何处理 HDL 水平降低的患者?

关键概念	对于血清高密度脂蛋白(HDL)降低的患者的处理主要基于两方面,即其在血清中的水平以及血清低密度脂蛋白(LDL)水平升高。
病史	现病史:HDL 降低。 既往史:冠心病,高血压病,高脂血症,糖尿病,代谢综合征。 家族史:早发冠心病家族史(男性直系亲属发病年龄<55 岁,女性直系亲属发病年龄<65 岁)。 个人史:吸烟史。
心电图	ST 段压低,ST 段抬高,深 Q 波(>1mm)。
综合分析 (续下页)	**LOW－HDL**＝血清高密度脂蛋白降低(男性<40mg/dL, 女性<50mg/dL)。最佳目标水平为≥60mg/dL)。 **LS**＝改善生活方式:锻炼,减轻体重,戒烟。 **NL－LDL**＝LDL 水平正常。 **E－LDL**＝LDL 水平升高(详见 LDL 处理相关章节)。 **NCN**＝开始任意一种: 烟酸缓释片每天 500mg/次(临睡前服用),服用 1 个月;然后每月增加 500mg 至最大值每天 2000mg/次。 或 短效烟酸制剂 500mg,bid,逐渐加量至 4500mg/d。 **INEFF－NCN**＝烟酸无效或不能耐受。

综合分析 （接上页）	**TL**=首先控制升高的血清低密度脂蛋白（详见 LDL 处理相关章节），若血清高密度脂蛋白 <40mg/dL，则采用 NCN 及 LS。 **GEM**=吉非贝齐 600mg，bid，口服。
点睛	**LOW–HDL+NL–LDL=LS+NCN** **LOW–HDL+NL–LDL+INEFF–NCN=GEM** **LOW–HDL+E–LDL=TL**
讨论	血清 HDL 降低会增加冠心病风险，改善生活方式，如戒烟及减轻体重，可以升高 HDL 水平，同时可以降低冠心病发病率及死亡率。应在服用阿司匹林 30 分钟后再服用烟酸，以减轻烟酸的不良反应。
禁忌证	服用烟酸 2 周内出现不良反应的患者（皮肤发红，瘙痒，消化不良），可改为吉非贝齐 600mg，bid。
关键点	●烟酸可以使血清 HDL 水平升高 15%~35%。 ●血清 HDL 水平每降低 1%，冠心病的发生风险可能会增加 2%~3%。
参考文献	1）Third report of the National Cholesterol Education Program （NCEP）expert panel on detection, evaluation, and treatment of high blood cholesterol in adults. Circulation. 2002;106:3143.

如何处理心肌梗死并发心源性休克的患者?

关键概念	心肌梗死后发生心源性休克的患者处理的关键点主要是维持生命体征,尽可能行血运重建。
病史	现病史:近期存在心肌梗死症状,精神状态改变,急性失代偿。 既往史:冠心病,心肌梗死,高血压病,高脂血症,糖尿病。 个人史:吸烟史,可卡因滥用。
体格检查	低血压(收缩压<80mmHg,或平均动脉压与基础水平相比下降 30mmHg),四肢湿冷,心动过速,啰音。
影像	肺动脉导管:肺毛细血管楔压(PCWP)15mmHg 以上。 超声心动图:心室功能及室壁运动情况,心包积液,瓣膜功能。 胸部 X 线片:心脏扩大,肺水肿,胸腔积液。
综合分析 (续下页)	**CS–MI**=心肌梗死后心源性休克:心源性休克的诊断需要根据血压(收缩压<80mmHg,或平均动脉压与基础水平相比下降 30mmHg);心脏指数<2.2L/(min·m²);PCWP>15mmHg。对于心肌梗死的患者,应测定心肌损伤标志物是否升高,是否有心电图 ST 段的改变或新 Q 波形成,以及近期是否有心肌梗死病史。 **AC**=抗凝。应立即予以 325mg 阿司匹林嚼服或吞服进行抗血小板治疗。立即予以静脉肝素治疗,负荷量为 60U/kg,后予以 12U/(kg·h)的量予以维

综合分析 （接上页）	持静滴,测定 PPT 以保证其在 60~90 秒。 **STAB**=稳定。如发现低血压情况则应静脉予以 1L 液体。若无明显改善,立即予以多巴胺静滴,剂量为 5μg/(kg·min),并测定平均动脉压,保证其在 60mmHg 以上。如果多巴胺造成了严重的心动过速,则用去甲肾上腺素替代。如果强心药不能保证血压维持在合适的范围,则需紧急进行主动脉内球囊反搏(IABP)治疗,将导管置于动脉中给药。患者通常需要机械通气。 **RVS**=血运重建:最佳方法为冠状动脉造影后进行血运重建,可选用经皮冠状动脉介入治疗或冠状动脉旁路移植术。血运重建越早,预后越好。 **FLUID**=确定体液状态。对根据经验予以补液后仍然持续低血压的患者,可置入肺动脉 (Swanz-Ganz)导管进行给药和补液治疗。保证肺毛细血管楔压<20mmHg。尽管患者会出现低血压,但多数患者还是需要使用利尿剂。 **MED-TX**=药物治疗。加强监护。 血运重建对于心脏功能的恢复价值最大。减少后负荷(如予以 ACEI)以及脱离强心药和球囊辅助装置。体液及肺水肿状态纠正后可尝试脱离机械通气装置。如遗留有严重的心功能不全,则需请心力衰竭或心脏移植专家对患者进行评估,晚期心力衰竭患者可能需要治疗,如使用心室辅助装置。
E 点睛	**CS-MI=STAB+AC+RVS+FLUID+MED-TX**

 讨论	心源性休克最常见的原因是伴左室功能障碍的急性心肌梗死。其他少见的原因包括：主动脉夹层，乳头肌断裂，室间隔破裂以及心脏压塞，它们的处理方法各不相同，不在本章详述。
 禁忌证	主动脉内球囊反搏术不能用于严重主动脉瓣关闭不全的患者。
 关键点	●心源性休克发生于 5%~8% 的 ST 段抬高型心肌梗死住院治疗患者和 2.5% 的非 ST 段抬高型心肌梗死患者。 ●在心源性休克患者中，左室射血分数 <28% 的患者死亡率较高。
 参考文献	1）Reynolds HR, et al. Cardiogenic shock: current concepts and improving outcomes. Circulation. 2008;117: 686–697. 2）Picard MH, et al. Echocardiographic predictors of survival and response to early revascularization in cardiogenic shock. Circulation. 2003;107(2): 279–284.

患者是否有代谢综合征?

关键概念	代谢综合征的诊断基于一系列危险因素、体格检查以及实验室检查结果。
病史	现病史:血糖及血脂升高的肥胖患者。 既往史:冠心病,糖尿病,高脂血症,高血压病,肥胖。 家族史:早发冠心病家族史(男性直系亲属发病年龄<55岁,女性直系亲属发病年龄<65岁),肥胖。 个人史:吸烟,酗酒。
体格检查	中心型肥胖,黑棘皮病(皮肤皱褶处的色素沉着),跛行,四肢苍白/皮温低。
综合分析	**MET-SD**=代谢综合征。 **ELEV-BP**=血压升高>130/85mmHg或正在服用高血压药物治疗。 **ELEV-FG**=空腹血糖>100mg/dL。 **C-OBES**=腹型肥胖:男性腰围>40英寸(102cm),女性腰围>35英寸(88cm)。 **TRIG**=甘油三酯升高>150mg/dL。 **LOW-HDL**=高密度脂蛋白水平降低:男性<40mg/dL,女性<50mg/dL。 **3-FAC**=具有3个或3个以上下列危险因素的患者:ELEV-BP,ELEV-FG,C-OBES,TRIG或LOW-HDL。
点睛	**3-FAC=MET-SD**

讨论	代谢综合征包括一系列病变，它们可能会促进动脉粥样硬化性心血管疾病的进展。应对存在危险因素的患者进行临床评估，并嘱其适当地改变生活方式。
关键点	代谢综合征最主要的危险因素是腹型肥胖以及胰岛素抵抗。
参考文献	1）Grundy SM, et al. Diagnosis and management of metabolic syndrome. Circulation. 2005;112:2735–2752. 2）Expert Panel on Detection, Evaluation, and Treatment of High Blood Cholesterol in Adults. Executive summary of the third report of The National Cholesterol Education Program （NCEP） expert panel on detection, evaluation, and treatment of high blood cholesterol in adults (Adult Treatment Panel III). JAMA. 2001;285:2486.

如何处理代谢综合征的患者?

关键概念	对于患有代谢综合征的患者,其处理应基于两方面,即生活方式的改善及药物对危险因素的控制。
病史	现病史:血糖及血脂升高的肥胖患者。 既往史:冠心病,糖尿病,高脂血症,高血压病,肥胖。 家族史:早发冠心病家族史(男性直系亲属发病年龄<55岁,女性直系亲属发病年龄<65岁),肥胖。 个人史:吸烟,酗酒。
体格检查	中心型肥胖,黑棘皮病(皮肤皱褶处的色素沉着),跛行,四肢苍白/皮温低。
综合分析 (续下页)	**MET-SD**=诊断为存在代谢症状的患者(详见"患者是否有代谢综合征"部分)。 **WL10**=第一年体重下降7%~10%,此后持续减重至BMI最大值<25kg/m²。 **EXER**=每周5次,每次至少持续或间断30分钟的中等强度锻炼。 **DIET**=饮食的总卡路里中,饱和脂肪酸应<7%,食物中胆固醇量应<200mg/d,脂肪总量应占总能量的25%~35%。 **ELEV-GLUC**=对于空腹血糖调节受损的患者(空腹血糖100~125mg/dL),应鼓励他们进行体育锻炼及减重(第一年体重下降7%~10%,此后持续减重至BMI最大值<25kg/m²);对于2型糖尿病患者,应坚持生活方式改善与药物治疗相结合,将糖化血红蛋白指标控制在7%以下。

综合分析 （接上页）	**DYS–LIP**=对于血脂异常的患者，详情参见血脂异常治疗部分。 **ELEV–BP**=对于血压升高的患者，降低血压至 140/90mmHg（糖尿病患者为 130/80mmHg）。予以赖诺普利 10mg/d，不能耐受 ACEI 的患者予以氯沙坦 25mg/d。 **ASP**=小剂量阿司匹林 81mg/d。
点睛	**MET–SD=WL10+EXER+DIET+ELEV–GLUC+DYS–LIP+ELEV–BP+ASP**
讨论	代谢综合征的控制目标为降低临床动脉粥样硬化性心血管疾病的风险。
关键点	血糖控制达到糖化血红蛋白<7%的目标，可以减少微血管并发症，也可减少微血管疾病的风险。
参考文献	1）Grundy SM, et al. Diagnosis and management of metabolic syndrome. Circulation. 2005;112:2735–2752. 2）Expert Panel on Detection, Evaluation, and Treatment of High Blood Cholesterol in Adults. Executive summary of the third report of The National Cholesterol Education Program (NCEP) expert panel on detection, evaluation, and treatment of high blood cholesterol in adults (Adult Treatment Panel III). JAMA. 2001;285:2486.

如何处理血压波动的患者?

🔑 **关键概念**	血压突然波动以及交感系统激活所致的高血压。
📋 **病史**	患者存在下列症状:头痛,胸痛,头晕,恶心,呕吐,心悸,面红,发汗,这些症状可能出现于焦虑或紧张时。 焦虑症,盐敏感,压力,咖啡因,药物,疾病(嗜铬细胞瘤,类癌综合征)。
🩺 **体格检查**	包括从正常到高血压终末期的各种表现。
📱 **心电图**	可能正常或在紧张状态下表现为心动过速。
🩻 **影像**	头颅 CT/MRI 以排除卒中、肿瘤、出血、脑干受压、外伤。 腹部 CT 以排除肾上腺瘤。 颈部血管超声以排除可能导致压力感受器失调的狭窄。 肾血管超声以排除狭窄。
🧬 **综合分析** (续下页)	**LAB–HTN**=血压波动的患者。 **ANX**=焦虑或紧张。 **SS**=盐敏感。 **DRUG**=咖啡因/药物。 **PHEO**=嗜铬细胞瘤。 **CS**=类癌综合征。 **HT**=甲状腺功能亢进。

综合分析 （接上页）	**RHTN**=肾血管性高血压,肾动脉狭窄。 **BR**=压力感受器反射/自主神经功能失调。 **LC**=生活方式调节（减少盐及脂肪摄入，减轻体重）。 **SR**=减压(苯二氮䓬类/抗抑郁药/舒缓紧张/生物反馈)。 **DM**=药物调节（减少用量/饮食调节/停用违禁药物）。 **HM**=高血压用药(α/β–受体阻滞剂美托洛尔及哌唑嗪,可乐定)。 **OS**=奥曲肽及手术。 **ACEI**=血管紧张素转化酶抑制剂,支架,手术。 **ATM**=抗甲状腺药物(丙硫氧嘧啶或甲巯咪唑,有指征时行手术治疗)。 **SFME**=氢化可的松,甲氧安福林,麻黄碱,五羟色胺再摄取抑制剂。 **S**=外科手术。 **ADR**=肾上腺瘤。
点睛	**LAB–HTN+ANX=SR** **LAB–HTN+SS=LC** **LAB–HTN+DRUG=DM** **LAB–HTN+PHEO=HM** **LAB–HTN+CS=OS** **LAB–HTN+HT=ATM** **LAB–HTN+RHTN=ACEI** **LAB–HTN+BR=SFME** **LAB–HTN+ADR=S**

讨论	阵发性血压升高的发作可持续数分钟至数小时不等。
关键点	● 伪嗜铬细胞瘤的特点是自主神经紊乱的表现，即阵发性血压升高。 ● 紧张性高血压的特点是情感变化剧烈，但血压升高较和缓。
参考文献	1) Mann DF. Severe paroxysmal hypertension. Arch Intern Med. 1999;159:670. 2) Mackenzie IS, Brown MJ. Pseudopheochromocytoma. J Hypertens. 2007;25:2204. 3) Juchel O, Buu NT, Hamet P, et al. Dopamine surges in hyperadrenergic essential hypertension. Hypertension. 1982;4:845.

如何处理晕厥患者?

关键概念	短暂的意识丧失是由于大脑的暂时性低灌注。
病史	现病史:短暂的意识丧失,心悸,视力模糊,恶心,发汗,轻度头痛,疲劳。 既往史:发作的次数,抽搐,短暂性脑缺血发作,起搏器/除颤器。 个人史:心脏病,卒中,酗酒/药物滥用/可卡因/镇静剂,恐惧或情感障碍。 用药史:利尿剂,降压药,β-受体阻滞剂,抗抑郁药。
体格检查	必须有直立性脉搏及血压变化。 全面心脏系统检查。 全面神经系统检查。
影像	ECG:心脏传导阻滞,心律失常。 ECHO(瓣膜缺损);射血分数(是否为慢性心功能不全);胸部 X 线检查(是否存在肺炎、肺水肿、肺栓塞)。
综合分析 (续下页)	**SY**=患者存在晕厥症状。 **ANEMIA**=对贫血及输血进行检查并按临床指征进行处理。 **LOW-BSL**=检查是否存在低血糖情况并进行处理。 **STOP-MED**=如果患者心动过缓,停用一切影响心脏传导的药物,如 β-受体阻滞剂、钙通道阻滞剂。 **ORTHO**=进行直立倾斜性检查,即直立三分钟后检查收缩压下降是否≥20mmHg 或舒张压下降≥10mmHg。

综合分析 (续下页)	**ORTHO-POS/ORTHO-NEG**=直立倾斜性试验阳性/阴性。 **ECG**=进行 12 导联心电图检查。 **ECG-POS**=与传导系统相关的晕厥,如窦房结功能障碍(窦性停搏时间>3 秒),二度或三度心脏传导阻滞,室上性心动过速,室性心动过速,起搏器/植入式心脏转复除颤器故障,尖端扭转型室速。 **ECG-NEG**=心电图对于晕厥原因的检查阴性。 **LSM**=体格检查发现有响亮的收缩期杂音。 **LSM-NEG**=体格检查时无收缩期杂音。 **SY-TURN**=转头、刮脸或穿着衣领过紧的衣物时会发生晕厥。 **CSM**=患者直立,自右侧开始,纵向加压按摩颈动脉 5 秒。 **CSM-POS**=颈动脉窦按摩试验阳性:发生阵发性房室传导阻滞或心搏停止持续时间≥3 秒, 或与基线相比收缩压下降 50mmHg 或舒张压下降 30mmHg,以及发生晕厥或先兆晕厥症状。 **CSM-NEG**=颈动脉窦按摩阴性。 **SY-ORTHO**=直立性晕厥=评估及治疗最可能的原因[体液不足(心动过速以及心率>100 次/分),压力反射受损(老年患者心率加快较少),药物(降压药,抗抑郁药,利尿剂),自主神经受损(糖尿病,神经淀粉样变性,帕金森病,多系统萎缩症,酗酒)]。 **CBV-SYS**=在晕厥发生时, 可证明患者存在脑血管疾病症状/体征,例如, 短暂性脑缺血发作,抽搐,偏头痛,锁骨下动脉盗血综合征。 **NCGS**=神经心源性晕厥。

CARS=心源性晕厥。

RFMS=反射调节性晕厥,如血管迷走性晕厥(最常见的晕厥),颈动脉窦敏感性晕厥,条件所致的晕厥(咳嗽,喷嚏,排便,排尿,排尿后),或舌咽神经及三叉神经源性晕厥。

CBVS=脑血管性晕厥:推荐使用神经学检查结果作为远期判断的临床指标。

PA–DI=心悸及头晕症状。

HOLT=进行 24 小时心电图监测。

HOLT–POS=24 小时心电图监测(或遥测)阳性:窦房结功能障碍(窦性停搏时间>3 秒),二度或三度心脏传导阻滞,室上性心动过速,室性心动过速,起搏器/植入式心脏转复除颤器故障,尖端扭转型室速。

HOLT–NEG=24 小时心电图监测(或遥测)阴性。

EVENT=应用事件记录器或植入型心电监测器进行评估。

ECHO=超声心动图检查。

ECHO–POS=超声心动图可检查出导致晕厥的心脏结构异常,例如主动脉瓣狭窄,二尖瓣狭窄,急性冠状动脉综合征/缺血,肺栓塞,肺高压,急性主动脉夹层,肥厚型心肌病,心包积液/压塞,心房黏液瘤。

ECHO–NEG=超声心动图检查阴性。

CST=心脏负荷试验检查。

CST–POS/CST–NEG=心脏负荷试验检查有或无心肌缺血。

TUC=如果有临床指征,对最有可能的原因进行治疗,和(或)行电生理检查、导管或手术治疗。

综合分析
(接上页)

E 点睛	SY = STOP − MED + ANEMIA + LOW − BSL + ORTHO + ECG + HOLT + ECHO + CSM + CST SY−TURN=CSM SY−TURN+CSM−POS=TUC SY+HOLT−NEG+ORTHO−NEG+CSM−NEG+ECHO−NEG+CST−NEG=RFMS SY+ORTHO=SY−ORTHO SY+CBV−SYS=CBVS SY+LSM=ECHO+HOLT SY+ECHO−POS=CARS SY+HOLT−POS=CARS SY+CST−POS=CARS CARS=TUC
参考文献	1）Brignole M, et al. Guidelines on management (diagnosis and treatment) of syncope. Eur Heart J. 2001;22:1290. 2）Miller TH, et al. Evaluation of syncope. Am Fam Physician. 2005;72: 1492−1500.

第 9 章

药物治疗

对即将使用或正在使用多柔比星的患者,何时评价心功能?

关键概念	对于正在接受多柔比星治疗的患者心功能的监测,主要基于两个指标,即左室功能基础水平以及接受的药物总剂量。
病史	现病史:包括患有下列疾病并采用多柔比星化疗方案的患者,这些疾病包括:霍奇金淋巴瘤,乳腺癌,膀胱癌,胃癌或肺癌。 既往史:充血性心力衰竭,高血压病,冠心病。 个人史:酗酒史。
体格检查	呼吸困难,啰音,心动过速,颈静脉怒张,肝脏肿大,踝部水肿。 急性中毒表现:心律失常,心电图异常,心包炎-心肌炎综合征,以及服用蒽环类药物期间或服用过后立即出现心室功能障碍。 早期中毒表现:观察发现在接受 500~550mg/m^2 的多柔比星治疗的患者,发生剂量相关的慢性心功能不全。 晚期中毒表现:慢性心功能不全症状的发生,最晚可在最后一次予以蒽环类药物后 10~12 年后出现。晚期慢性心功能不全的发生主要是因为非缺血性扩张型心肌病。
影像	超声心动图:左室射血分数<40%,左房及左室增大,室壁运动不规则。 放射性核素显像:与监测射血分数(作为收缩功能的指标)相比,监测舒张期左室功能可能会更早发现心肌中毒。

 综合分析	**B4DOX**=在患者接受多柔比星治疗之前，或在患者实施 100mg/m² 的多柔比星治疗方案以前。 **PTDOX**=患者已经接受过>100mg/m² 的多柔比星治疗。 **EF–EVAL**=为评估心室射血分数而进行超声心动图、放射性核素显像或其他影像学检查方法。 **LVEF–OK**=左室射血分数正常，或随访表明下降<基础水平的 10%且绝对射血分数≥30%。 **LVEF<30**= LVEF<30%。 **DECL–10**=LVEF 下降<基础水平的 10%。 **DC–DOX**=终止多柔比星治疗。 **CON–DOX**=继续多柔比星治疗。 **FU–#1**=在多柔比星用量为 300mg/m² 水平时进行 EF–EVAL 随访研究 #1。如果患者有心肌病史、射线暴露史、异常心电图或正使用环磷酰胺治疗，则在多柔比星用量为 400mg/m² 水平时进行重复随访研究。 **FU–#2**=在多柔比星用量为 450mg/m² 水平时进行的 EF–EVAL 随访研究 #2。 **FU–#3**=在多柔比星用量为 450mg/m² 之后的每一剂量之前进行的随访研究 #3。
E 点睛	**B4DOX=EF–EVAL** **FU–#1=EF–EVAL** **FU–#2=EF–EVAL** **FU–#3=EF–EVAL** **PTDOX+LVEF–OK=CON–DOX** **PTDOX+LVEF<30=DC–DOX** **PTDOX+DECL–10=DC–DOX**

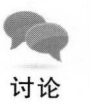 **讨论**	有关多柔比星心肌病的发生机制可能是：自由基及氧化应激反应导致了心肌细胞在亚细胞水平的改变，因此造成了心肌细胞肌原纤维的流失以及空泡的形成。
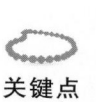 **关键点**	● 对于多柔比星相关的心肌病诊断，心内膜心肌活检具有最高的敏感性和特异性。 ● 对于 65 岁以上的患者，较低的多柔比星累积剂量也可能产生心肌毒性。
 参考文献	1）Singal PK. Doxorubicin –induced cardiomyopathy. N Engl J Med. 1998; 339:900–905. 2）Schwartz RG, et al. Congestive heart failure and left ventricular dysfunction complicating doxorubicin therapy. Am J Med.1987;82(6):1109–1118. 3）Lee BH, Goodenday LS, Muswick GJ, et al. Alterations in left ventricular diastolic function with doxorubicin therapy. J Am Coll Cardiol. 1987;9:184.

β–受体阻滞剂类药物的区别有哪些?

关键概念	多种情况下都可以使用 β–受体阻滞剂。了解每种 β–受体阻滞剂的不同属性,有助于医生选择最佳用药。
病史	心绞痛患者,选择 β–受体阻滞剂治疗。
体格检查	注意肝脏及肾脏疾病的表现,根据药物排泄途径确定药物剂量;对于哮喘/慢性阻塞性肺疾病的患者应用心脏选择性 β–受体阻滞剂,β–受体阻滞剂易使糖尿病患者发生低血糖。
心电图	检测是否存在一度房室传导阻滞,心动过缓。
综合分析	**ACE**=醋丁洛尔,**ATE**=阿替洛尔,**BET**=倍他洛尔,**BIOP**=比索洛尔。 **CART**=卡替洛尔,**CARV**=卡维地洛,**ESM**=艾司洛尔。 **LABE**=拉贝洛尔,**MET**=美托洛尔,**NAD**=纳多洛尔。 **NEB**=奈比洛尔,**OX**=氧烯洛尔,**PEN**=喷布洛尔。 **PIND**=吲哚洛尔,**PROP**=普萘洛尔,**SOT**=索他洛尔,**TIM**=噻吗洛尔。 **AB**=α–受体阻滞剂。 **NAB**=非 α–受体阻滞剂。 **BS**=选择性 β–受体阻滞剂。 **NBS**=非选择性 β–受体阻滞剂。 **RE**=经肾代谢。 **HE**=经肝代谢。

E **点睛** （续下页）	ACE：NAB，中效 BS，用量 100~400mg bid，半衰期 3~4h，HE ATE：NAB，强效 BS，用量 50~200mg/d，半衰期 6~9h，RE BET：NAD，中效 BS，用量 10~20mg/d，半衰期 9~12h，HE BIOP：NAB，中效 BS，用量 2.5~20mg/d，半衰期 9~12h，RE CART：NAB，NBS，用量 2.5~5mg/d，半衰期 6h，RE CARV：AB，NBS，用量 2.125~25mg bid，半衰期 7~10h，HE ESM：NAD，强效 BS，用量 500μg/(kg·min)静滴，半衰期 9min，通过血浆酯酶代谢 LABE：AB，NBS，用量 100~400mg bid，半衰期 3~4h，HE MET：NAB，BS，用量 25~100mg bid/tid，半衰期 3~7h，HE NAD：NAB，NBS，用量 40~160mg/d，半衰期 24h，RE NEB：NAB，BS，用量 5~40mg/d，半衰期 12h，HE OX：NAB，NBS，用量 40~80mg tid，半衰期 1.5h，HE PEN：NAB，NBS，用量 10~40mg/d，半衰期 5h，HE PIND：NAB，NBS，用量 5~30mg，半衰期 3~4h，HE

E **点睛** （接上页）	**PROP**：NAB，NBS，用量 **10~80mg bid/tid/qd**，半衰期 **3~4h**，**HE** **SOT**：NAB，NBS，用量 **80~160mg bid**，半衰期 **12h**，**RE**，具有抗心律失常Ⅲ类药物活性。 **TIM**：NAB，NBS，用量 **10~30mg bid**，半衰期 **4h**，**HE**
讨论	● 对于既往发生过心肌梗死及收缩期心力衰竭的患者，β-受体阻滞剂可提高他们的生存率。 ● β-受体阻滞剂可用于心绞痛、房颤、心力衰竭、家族遗传性震颤、青光眼、高血压病、偏头痛、主动脉夹层、焦虑症、门静脉高压，以及多种其他疾病。
关键点	● 索他洛尔具有抗心律失常活性。 ● 只有卡维地洛及拉贝洛尔具有 α-受体阻滞作用。 ● 普萘洛尔及美托洛尔可进入中枢神经系统，并具有较高浓度，具有中枢神经系统副作用。 ● 在治疗心绞痛方面这些药物是等效的。 ● 氧烯洛尔、吲哚洛尔、醋丁洛尔以及喷布洛尔为部分激动剂且具有拟交感活性（对于心动过缓的患者有好处，但不利于患有陈旧性心肌梗死的患者）。
参考文献	1）Freemantle N, et al. Beta Blockade after myocardial infarction: systematic review and meta regression analysis. BMJ. 1999;318(7200):1730–1737. 2）Frishman WH, et al. Current Cardiovascular Drugs. Philadelphia: Current Medicine LLC; 2005.

服用华法林患者的术前抗凝处理?

关键概念	尽管继续使用抗凝药物会增加手术出血风险,但中断抗凝药物会增加血栓形成风险。
病史	现病史:准备进行手术的华法林服用者。
体格检查	血栓形成风险高:机械瓣开瓣音。
手术	**HIGH-SBR**=手术出血风险高:神经外科手术,泌尿外科手术,心胸外科手术,大血管手术(主动脉瘤修复术,股动脉旁路移植术),泌尿道手术(前列腺切除术,膀胱癌切除术),整形外科手术(髋/膝关节置换术),肺叶切除术,肠吻合术,永久起搏器/ICD 植入术,其他(肾、前列腺、宫颈活检,心包穿刺术,结肠息肉切除术)。 **INT-SBR**=手术出血风险中等:其他的腹腔内手术,胸腔内手术,整形手术或血管手术。 **LOW-SBR**=手术出血风险低:腹腔镜下胆囊切除术/腹股沟疝修补术,牙科手术,皮肤切除术,内镜/结肠镜检查,眼科手术,冠状动脉造影术,骨髓穿刺/活检,淋巴结活检,胸腔穿刺术,穿刺术,关节穿刺术。
综合分析 (续下页)	**HIGH-TER**=血栓形成风险较高:机械心脏瓣膜,3 个月以内发生过动脉栓塞(卒中、短暂性脑缺血发作,全身性栓塞),3 个月内的静脉栓塞(下肢深静脉血栓形成,肺栓塞),先前在中断华法林期间

综合分析 （接上页）	有动脉/静脉栓塞形成,高凝状态(蛋白 C,蛋白 S,抗凝血酶缺乏,抗磷脂抗体,多种异常的血液高凝状态)。 **INT-TER**=血栓形成风险中等:生物心脏瓣膜,合并至少 1 个卒中危险因素(充血性心力衰竭,高血压病,年龄>75 岁,既往卒中/短暂性脑缺血发作)的慢性房颤, 在过去的 3~12 个月内发生过动脉/静脉血栓。 **LOW-TER**=血栓形成风险较低:无危险因素的慢性房颤,12 月前发生过动脉/静脉栓塞。
点睛 （续下页）	**HIGH-TER/INT-TER+HIGH-SBR/INT-SBR**=术前 5 天停用华法林,手术当天国际标准化比值(**INR**)≤1.5(有机械瓣膜者应≤2.0)。开始予以静脉内普通肝素(**UFH**)弹丸式注射或术前三天应用低分子肝素(**LMWH**)。如果手术当天 **INR>1.5**(有机械瓣膜者≥2.0),则予以维生素 **K 1mg** 皮下注射。术前 5 小时停用静脉普通肝素(低分子肝素术前 24 小时停用)。低分子肝素于术后 **12** 小时开始使用,华法林于术后 **1** 天开始使用(如果手术部位仍有出血,则应等待更长时间或暂不服用)。 **HIGH-TER/INT-TER+LOW-SBR**=不需要中断华法林治疗。 **LOW-TER+HIGH-SBR/INT-SBR**=术前 **5** 天停用华法林,手术当天 **INR**≤**1.5**(有机械瓣膜者应≤**2.0**)。作为过渡,术前及术后应用普通肝素 **5000** 单位皮下注射(**q12h**)(或低分子肝素)用以预防。

点睛（接上页）	如果手术当天 **INR>1.5**(有机械瓣膜者≥**2.0**)，则予以维生素 **K 1mg** 皮下注射。预防量于术后 **12** 小时开始使用，华法林于术后 **1** 天开始使用(如果手术部位仍有出血，则应等待更长时间或暂不服用)。
讨论	中断华法林治疗后血栓事件复发的风险：有房颤者约为 18%，有血栓栓塞疾病者约为 40%，有心脏机械瓣膜者约为 91%(二尖瓣>主动脉瓣)。
关键点	●手术当天(或术前 24 小时)检测 INR。 ●弹力袜或气动加压靴可减少血栓栓塞风险。
参考文献	1) Bonow RO, et al. ACC/AHA 2008 guideline update on valvular heart disease: focused update on infective endocarditis. J Am Coll Cardiol. 2006;48:e1.

阿司匹林的围术期使用指征有哪些?

 关键概念	阿司匹林的使用必须综合考虑,要在降低心血管风险和增加围术期出血风险两者之间达到平衡。
 病史	现病史:计划进行手术的时间及手术类型。 既往史:冠心病,心肌梗死,血管内支架植入史(何时及何种),血栓形成(卒中除外),人工心脏瓣膜置换术史。 个人史:吸烟。
综合分析 (续下页)	**LCER**=心血管事件风险较低:选择阿司匹林用于预防首次心血管事件的发生。 **HCER**=心血管事件风险较高:对于确诊为心血管疾病的患者(存在阻塞性冠状动脉疾病、心肌梗死、卒中、周围血管病病史),阿司匹林作为二级预防用药。 **UCER**=心血管事件风险极高:包括近期进行过支架植入的患者(6 周以内进行过金属裸支架植入或 12 月内进行过药物涂层支架植入)。左主干内或左前降支内进行过支架植入的患者。患者有过支架内血栓形成病史。 **LSB**=手术出血风险较低:出血可能不会造成严重的后果。例:牙科手术,皮肤切除术,内镜检查,眼科手术,关节穿刺术,经皮冠状动脉介入治疗。 **HSB**=手术出血风险较高:出血可能会造成灾难性后果。例如:神经外科手术,整形外科手术,泌尿外科手术。 **STOP**=停止服用阿司匹林:于术前 7~10 天停止

综合分析 (接上页)	服用阿司匹林,术后 24 小时待止血效果确切后再 开始服用阿司匹林。 **TAKE**=在进行手术期间继续服用阿司匹林。 **EVAL**=仔细对风险和收益进行评估。这些患者通 常是灾难性事件的高发人群,例如支架内急性血 栓形成这样的灾难性事件, 其结果可能是致命的 或者可能造成永久的重度心力衰竭。患者本人、麻 醉师及术者应共同讨论。如果近期进行过支架植 入术, 那么外科手术时间应延后。研究已清楚表 明,如果停用阿司匹林,风险将会大大增加。
点睛	**LCER+LSB=TAKE** **LCER+HSB=STOP** **HCER+LSB=TAKE** **HCER+HSB=STOP** **UCER+LSB=TAKE** **UCER+HSB=EVAL**
讨论	许多心血管事件风险极高的患者并没有意识到, 停止服用抗血小板药物将会产生怎样的灾难性后 果。在治疗开始前,各方面的医学专家可能会就停 用阿司匹林给出一般性的建议。心血管事件风险 极高的患者如果准备进行择期手术, 则应该与心 脏科医师一起讨论出详细的停药方案。
关键点	患者本人、麻醉师及术者进行直接交流有助于了 解手术风险及作出知情决策。

参考文献

1）Douketis, et al. The perioperative management of antithrombotic therapy. Chest. 2008;133:299S–339S.

2）Bhattt DL, et al. ACCF/ACG/AHA 2008 expert consensus document of reducing the gastrointestinal risks of antiplatelet therapy and NSAID use. Circulation. 2008; 118:1894.

服用华法林的患者 INR 升高时如何处理?

关键概念	INR 是患者与正常对照样本的凝血酶原时间比值,其值过高会增加出血风险,过低则会增加凝血风险。
病史	现病史:INR 升高的患者,出血和(或)需要紧急逆转者(治疗之前)。 既往史:房颤,生物心脏瓣膜,深静脉血栓形成,肺栓塞,高凝状态(蛋白 C、S 或抗凝血酶缺乏)。 个人史:酗酒,饮食中含维生素 K。
体格检查	挫伤,出血,黑便,牙龈出血,血尿。
综合分析	ST–INR=超过治疗范围的 INR,定义为>3;机械瓣膜者>3.5。 SB=严重出血(黑便,咯血,静脉导管内出血,血红蛋白明显下降,颅内出血)。 NSB=非严重出血。
点睛 (续下页)	SB=停止使用华法林, 并给予 10mg 维生素 K 缓慢静脉输入, 如果继续出血, 注入新鲜冰冻血浆(FFP)。 ST–INR≥9+NSB=停止使用华法林并口服 5mg 维生素 K,当 INR 在治疗范围内时重新低剂量开始使用华法林。 ST–INR 5~9+NSB=停止使用 1 或 2 个剂量的华法林,然后重新低剂量使用。出血风险较高的患者口服 2.5mg 维生素 K。当 INR 在治疗范围内时重新低剂量开始使用华法林。

E **点睛** （接上页）	**ST−INR<5+NSB**：华法林低剂量或单倍剂量使用。当 INR 在治疗范围内时重新低剂量开始使用华法林。
讨论	●治疗范围 INR：2~3；机械瓣膜者：2.5~3.5。 ●当 INR 升高超过治疗范围时，必须减少华法林用量使 INR 降到治疗范围内以防止严重出血的发生。当 INR 水平低于治疗范围时，其抗凝作用较弱，易于有血栓形成。
禁忌证	●药物相互作用能使 INR 升高的药物：对乙酰氨基酚，胺碘酮，西咪替丁，红霉素，酮康唑，甲硝唑，普罗帕酮，甲氧苄啶−磺胺甲基异噁唑。 ●药物相互作用能使 INR 降低的药物：巴比妥类，利福平，硫唑嘌呤，卡马西平，考来烯胺。
关键点	由于肝素的使用，若从中心静脉导管取血会使 INR 升高，所以应从外周静脉取血。
参考文献	1) Ansall J, Hirsh J, Hylek E. Guidelines for correction of warfarin over−anticoagulation. Chest. 2008;133:160−198. 2) Hylek EM, Heiman H, Skates SJ, Sheehan MA, Singer DE, et al. Acetominophen and other risk factors for excessive warfarin anticoagulation. JAMA. 1998;279:657 − 662.

拮抗肝素抗凝作用需用多大剂量的硫酸鱼精蛋白？

关键概念	拮抗肝素抗凝时使用鱼精蛋白主要取决于最后一次给肝素的时间。
病史	现病史：使用低分子肝素或普通肝素的患者需要逆转(治疗之前,威胁生命的出血)。 既往史：深静脉血栓形成(DVT),肺栓塞,不稳定型心绞痛,非 ST 段抬高型心肌梗死。
综合分析	**HEP–PT**=拮抗抗凝的肝素化患者。 **PS**=硫酸鱼精蛋白通过在血中与肝素结合并形成一个稳定的复合物来拮抗肝素抗凝,静脉滴注速率应≤5mg/min,最大剂量为 50mg。 **T1**=肝素输注后即刻。 **T2**=肝素输注后 30~60min。 **T3**=肝素输注后 2 小时以上。 **P1**=每 100 单位肝素给予静脉 1mg 鱼精蛋白。 **P2**=每 100 单位肝素给予静脉 0.5mg 鱼精蛋白。 **P3**=每 100 单位肝素给予静脉 0.25mg 鱼精蛋白。
点睛	**HEP–PT+T1=P1** **HEP–PT+T2=P2** **HEP–PT+T3=P3**
讨论	推荐剂量为每 100 单位肝素给予 1mg 鱼精蛋白,但是这个剂量需要根据最后一次给肝素的时间而调整,肝素的半衰期为 1.5 小时。

☠️ 禁忌证	快速输注鱼精蛋白(>5mg/min)会致低血压、过敏反应(呼吸困难、心动过缓、面红)、肺高压、疲乏、恶心和呕吐。
⬭ 关键点	硫酸鱼精蛋白能够中和低分子肝素抗凝效应的60%。
📚 参考文献	1) Broderick J, et al. Guidelines for the Management of Spontaneous Intracerebral Hemorrhage in Adults. Stroke. 2007;38:2001-2023. 2) Crowther MA, et al. Bleeding risk and the management of bleeding complications in patients undergoing anticoagulant therapy: focus on new anticoagulant agents. BLOOD. 2008;10:4871-4879. 3) Lexi-Comp, Inc. (Lexi-Drugs™). Lexi-Comp, Inc. 2010.

服用 β-受体阻滞剂过量如何处理?

关键概念	β-受体阻滞剂使用过量的治疗核心是逆转症状,稳定心率和血压。
病史	现病史:使用 β-受体阻滞剂的患者,多种药物混合使用的老年患者发生药物过量的风险更高,急性失代偿(晕厥,呼吸困难,低血糖,精神错乱,昏迷)。 既往史:高血压,冠状动脉疾病,充血性心力衰竭,任何 β-受体阻滞剂适应证者。
体格检查	低血压,心动过缓,抽搐,谵妄昏睡,反应迟钝。
心电图	心动过缓, 房室传导阻滞,QRS 波增宽, 校正 QT 间期延长,PR 间期延长,心脏骤停。
综合分析 (续下页)	**BB–OD**=怀疑 β-受体阻滞剂使用过量。 **BC**=显著的心动过缓:心室率<55 次/分。可能发生传导阻滞。 **HU** = 血流动力学不稳定:低血压(收缩压<90mmHg)和休克(精神状态改变或尿量减少)。 **HS**=血流动力学稳定:血压正常,精神状态正常,无休克表现。 **STAB**=稳态:对于低血压来说可静脉给予等渗盐水(负荷量),1 分钟后给予 5mg 胰高血糖素。然后以 2~5mg/h 速度滴注胰高血糖素, 维持平均动脉压(MAP)≥60mmHg,必要时可以使用 β-受体激动剂(肾上腺素 1μg/min)或多巴胺[5μg/(kg·min)]来维持血压,使平均动脉压(MAP)≥60mmHg。

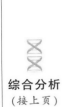 综合分析 （接上页）	**INC–HR**=提升心率：每 5min 给予 0.5~1mg 阿托品，两次后评估其效果。也可以如上使用 β–受体激动剂。如果以上均无效可以经皮或经静脉临时起搏。 **MED–TX**=药物治疗：使用监护仪对患者进行监护。对于低血糖者可以静脉推注 1 支葡萄糖（D50W）后再进行评估。对于抽搐者可以给予苯二氮䓬类药物静注或肌注（如静脉给予 2mg 劳拉西泮）。对于摄入 β–受体阻滞剂在 2 小时以内者，如果无禁忌证可按 1g/kg 口服药用炭。当 β–受体阻滞剂药物水平下降，临床症状改善后可降低药物剂量（如肾上腺素）。
E 点睛	**BB–OD+BC+HU=STAB+INC–HR+MED–TX** **BB–OD+BC+HS=MED–TX**
 讨论	β–受体阻滞剂的毒性多数在摄入 2 小时内发生，在药物治疗之前首先按 ABC 进行评估，药物治疗的目标是逆转症状和稳定血压。
 禁忌证	●胰高血糖素的副作用是恶心和呕吐。 ●如果不能保证患者的呼吸道安全，则药用炭是禁忌的。
 关键点	普萘洛尔和卡维地洛具有较高亲脂性，能够穿过血脑屏障引起神经后遗症，如抽搐或谵妄。
 参考文献	1) Love JN, et al. Characterization of fatal beta blocker ingestion. J Toxicol Clin Toxicol. 2000;38(3):275–281. 2) Reith DM, et al. Relative toxicity of beta blockers in overdose. J Toxicol Clin Toxicol. 1996;34(3):273–278.

如何处理地高辛中毒?

关键概念	地高辛水平升高的处理取决于症状和血中地高辛的浓度。
病史	现病史:因为充血性心力衰竭和(或)房颤(心率的控制)而服用地高辛。 既往史:肾功能不全,甲状腺功能减退。 实验室检查:低血钾,低血镁,尿素氮,肌酐。
体格检查	恶心、呕吐,腹泻,视觉障碍(模糊或黄视),意识模糊,焦虑。
心电图	房室传导阻滞,窦房阻滞,室早二联律,心动过速,室颤。
综合分析 (续下页)	**E-DIG**=血清中地高辛浓度>2ng/mL。 **SYM**=典型症状:恶心、呕吐,视觉障碍(模糊或黄视),意识障碍,心律失常。 **ASYM**=非典型症状:没有症状出现。 **KN**=能够明确知道血清中地高辛的浓度。 **UNKN**=不知道血清中地高辛的浓度。 **FAB**=地高辛免疫抗原结合片段。 **HOLD**=停止使用地高辛。 **CAL-FAB**=计算 FAB 的量=[血清中地高辛的浓度(ng/mL)×体重(kg)]/100。 **10V**=10 小瓶 Fab。 **HYPOK**=低血钾。 **KREP**=补钾治疗,静脉补钾速率 10~20mmol/h(每天最大剂量 400mmol),维持血钾水平在 4~5.5mmol/L。

综合分析 （接上页）	**MGREP**=补镁治疗,给予负荷量 2g,静注>15 分钟,之后持续静脉滴注(24 小时内最大剂量 4g,包括负荷量),维持血镁水平在 1.7~2.1mg/dL。
E 点睛	地高辛中毒的治疗： **E–DIG+ASYM=HOLD** **SYM+KN=CAL–FAB** **SYM+UNKN=10V** 电解质的治疗： **HYPOK=KREP** **HYPOMG=MGREP**
讨论	地高辛中毒有症状的患者根据血中地高辛的浓度给予 Fab。严重威胁生命的地高辛中毒者,Fab 是治疗的关键,低钾和低镁应予以纠正,因为它们能增加地高辛中毒的风险。
禁忌证	药物相互作用能够增加地高辛浓度的药物：胺碘酮,克拉霉素,环孢霉素,地尔硫䓬,红霉素,伊曲康唑,维拉帕米。
关键点	● 当 Fab 完全从体内排出后才能重新开始地高辛治疗。 ● 接受 Fab 者会使地高辛水平呈假阳性升高,因为实验室检查不能区分游离的和与 Fab 结合的地高辛。
参考文献	1) Digoxin (Lanoxin) Package Insert– Glaxosmith Kline, September 2001. 2) Allen NM, et al. Treatment of digitalis intoxication with emphasis on the clinical use of digoxin immune Fab. DICP 1990;24(10):991–998. 3) Hauptman PJ, et al. Digitalis. Circulation. 1999;99; 1265–1270.

此药是否会延长 QT–c 间期？其危险性有多高？

关键概念	普通常用药物能够使 QT–c 间期延长导致尖端扭转型室性心动过速(TdP),一种威胁生命的心律失常。
病史	现病史：药物诱导的 QT–c 间期延长的患者会出现心悸,晕厥,抽搐和(或)心脏骤停。 既往史：先天性长 QT 综合征(LQTS),心动过缓,电解质紊乱(如钾、镁),房颤,充血性心力衰竭。 个人史：年龄>65 岁,女性,饮酒。 用药史：地高辛,同时使用超过 2 个以上使 QT 间期延长的药物。
心电图	正常 QT–c 间期：0.43s(男性)和 0.45s(女性)。 QT–c 间期延长：0.45s(男性)和 0.47s(女性)。 TDP：多形性室速,QRS 主波方向围绕基线波动。
综合分析	**QT–c**=校正的 QT 间期，采用 Bazzett 公式=QT/[RR^0.5]。 **HR**=高风险,能够使 QT–c 间期延长的药物,能够增加发生 TDP 的风险 **RA**=相关风险,能够使 QT–c 间期延长的药物,可能增加发生 TDP 的风险 **CR**=混合风险,能够使 QT–c 间期延长的药物,在如下情况下发生 TDP：先天性长 QT 综合征,剂量过大,混合使用能够延长 QT–c 间期的药物。
点睛 (续下页)	**QT–c 间期延长的药物分类：** **HR**：胺碘酮,克拉霉素,丙吡胺,多非利特,红霉素,氟哌啶醇,伊布利特,美沙酮,普鲁卡因胺,奎尼丁,索他洛尔,甲硫哒嗪。

点睛 (接上页)	**RA**:金刚烷胺,阿奇霉素,氯氮平,多拉司琼,氟卡尼,磷苯妥英,吲哒帕胺,伊拉地平,左氧氟沙星,锂,莫西沙星,尼卡地平,昂丹司琼,全氟丙烷,喹硫平,雷诺嗪,利培酮,伐他那非,万拉法新,伏立康唑。 **CR**:阿米替林,环丙沙星,西酞普兰,氟康唑,氟西汀,伊曲康唑,酮康唑,美西律,去甲替林,帕罗西汀,舍曲林,甲氧苄啶-磺胺甲基异噁唑 。
讨论	易发生 QT-c 间期延长和 TDP 的高危人群在使用有这些副作用的药物时需谨慎考虑。
关键点	● QT-c 间期延长>0.5 秒者易发生室性心律失常或 TDP。 ● TDP 者应伴随着钾和镁的检查,并寻找其他原因。
参考文献	1) Arizona CERT. QT Drug Lists. www.qtdrugs.org. 2) Roden DM. Drug-induced prolongation of the QT interval. N Engl J Med. 2004;350:1013-1022. 3) Goldenberg I, Arthur Moss. Long QT Syndrome. J Cardiovasc Electrophysiol. 2006;17:333-336.

如何处理使用肝素导致的血小板减少症?

关键概念	肝素能够引起血小板计数下降,继而发生血小板激活的血栓形成。
病史	患者在接受普通肝素 5~14 天后出现血小板减少。急性发作数小时内会引起败血症。
体格检查	发热/寒战,高血压,心动过速,呼吸急促,胸痛,皮疹,急性心肌梗死,卒中,外周血管缺血,下肢静脉曲张,肺栓塞。
影像	超声波检查以明确深静脉血栓。
综合分析 (续下页)	**DVT**=深静脉血栓形成。 **PE**=肺动脉栓塞。 **DTI-3MO**=直接使用凝血酶抑制剂,持续 3 个月。如果肾功能不全可给予阿加曲班,如果肝功能不全或者没有肝或肾功能不全给予来匹卢定。 **DTI-6MO**=直接使用凝血酶抑制剂,持续 6 个月。如果肾功能不全可给予阿加曲班,如果肝功能不全或者没有肝或肾功能不全给予来匹卢定。 **HIT-POS**=血清中 HIT 阳性。 **HIT-NEG**=血清中 HIT 阴性。 **LMWH**=低分子肝素。 **UFH**=普通肝素。 **STOP-HEP**=停止使用肝素。 **HEP**=给予或持续使用肝素(低分子或普通肝素)。

综合分析 （接上页）	**TCP**=血小板减少(与基线相比血小板减少≥50%)。 **LOOK**=寻找引起 TCP 的其他原因,如败血症。 **WAR**=华法林。 **STOP–UN–WAR**=停止使用无效的华法林(若无其他的抗凝治疗如肝素或凝血酶，可给予华法林)。 **PLT–TRANS**=输注血小板。 **BLEED**=活动性出血。
点睛	**HIT –POS =STOP –HEP +STOP –UN –WAR + DTI–3MO** **HIT–NEG=HEP** **HIT–NEG+TCP=LOOK** **HIT–POS+TCP+BLEED=PLT–TRANS** **HIT–POS+DVT/PE=DTI–6MO**
讨论	●2 型(免疫介导的)HIT:会引起中度到重度血小板减少的典型 HIT,是由抗体介导的,会导致血栓形成的风险增加。 ●诊断依靠血小板计数，使用 ELISA 测出肝素 PF4 抗体和血清释放试验。 ●HIT 在停止使用肝素后的 3 个月内消失，一旦抗体被清除，其发生 HIT 的风险不比没有发生过 HIT 的患者高。在合并 HIT 的 ACS 患者行 PCI 时，阿加曲班联合或不联合Ⅱb/Ⅲa 受体拮抗剂可以提供足够的抗凝，并且能很好的耐受。

关键点	●HIT 易发生于给予肝素后的 5~10 天。 ●直接凝血酶抑制剂：来匹卢定从肾脏清除,阿加曲班从肝脏清除,监测部分凝血酶时间。 ●根据 T 积分进行危险分层:血小板减少,发病时间,血栓形成,有无其他原因。
参考文献	1）Douketis JD. Perioperative anticoagulation management in patients who are receiving oral anticoagulant therapy: a practical guide for clinicians. Throm Res. 2002;108:3. 2）Warkentin TE. Heparin –induced thrombocytopenia: pathogenesis and management. Br J Haematol. 2003;121: 535.

某些心血管药物的副作用和并发症是什么?

关键概念	药物副作用和不良反应是住院和死亡的主要原因。
病史	药物反应是有害的和在正常剂量范围内非预期出现的。
体格检查	精神状态,尿毒症,脑病,肝大,肝硬化,肝衰竭,黄染,黄疸,甲状腺肿,年龄,身体状态。
心电图	心率,PR,QTc,QT 间期延长,T 波高尖,ST 段改变。
综合分析 （续下页）	**HEP**=肝素和溶解纤维蛋白的药物。 **B–HIT**=出血,监测 PTT,肝素诱导的血小板减少。 **ASA/PLAV**=阿司匹林,氯吡格雷,糖蛋白 Ⅱb/Ⅲa,抗凝剂。 **TIC**=噻氯匹啶。 **AA–TTP–N**=再生障碍性贫血,血栓性血小板减少性紫癜,中性粒细胞减少症。 **AC–NI**=抗胆碱能效应,负性肌力。 **SN–CYP**=皮肤坏死,广泛的 CYP 相互作用。 **INC–DIG**=地高辛水平升高。 **LLS**=狼疮样综合征。 **B–H–V–T–L–P**=心动过缓,低血压,视力改变,甲状腺疾病,肝毒性,肺纤维化。 **DNU–K–C–T–M**=不要使用酮康唑、西咪替丁、甲氧苄啶、甲地孕酮。 **HVO–E–HU**=低血容量,电解质紊乱,高尿酸血症。 **HYPERK**=高钾血症。

综合分析 (接上页)	**STRUC**=不用于已知结构性心脏病。 **PE**=外周性水肿。 **HTox–MTox**=肝毒性,肌肉毒性,避免使用葡萄汁。 **EOS–HTN**=嗜酸性粒细胞增多,高血压使用 β–受体阻滞剂。 **C–LI–HK–ARF**=咳嗽,锂升高,高钾血症,急性肾衰竭。 **BC–AVB**:心动过缓,一度房室传导阻滞。 **PH**=体位性低血压。 **COU**=香豆素类。 **QUIN**=奎尼丁。 **PROC**=普鲁卡因胺。 **DISO**=丙吡胺。 **FLEC**=氟卡尼。 **AMIO**=胺碘酮。 **DOFET**=多非利特。 **TDZ**=噻嗪类。 **LOOP**=袢利尿剂。 **K**=钾缺乏。 **BB**=β–受体阻滞剂。 **AB**=α–受体阻滞剂。 **CCB**=钙通道阻滞剂(地尔硫草/维拉帕米)。 **DHP**=二氢吡啶。 **ACEI**=血管紧张素转换酶抑制剂。 **VAS**=血管扩张剂(肼屈嗪,米诺地尔)。 **STAT**=他汀类。 **DOB**=多巴酚丁胺。

 点睛	**HEP=B−HIT** **ASA/PLAV=B** **TIC=AA−TTP−N** **COU=SN−CYP** **QUIN=INC−DIG** **PROC=LLS** **DISO=AC−NI** **FLEC=STRUC** **AMIO=B−H−V−T−L−P** **DOFET=DNU−K−C−T−M** **TDZ=HVO−E−HU** **LOOP=HVO** **K=HYPERK** **BB=BC−AVB** **AB=PH** **CCB=DIG** **DHP=PE** **ACEI=C−LI−HK−ARF** **VAS=PE** **STAT=HTox−MTox** **DOB=EOS−HTN**
讨论	心脏病患者会有较高的不良药物反应，因为该病会通过改变肝或肾的渗透而影响药物的代谢和清除。而且随着年龄的增长，代谢也随着改变和使用多种药物。

参考文献

1）Opie LH, Gersh BJ. Drugs for the Heart. 6th ed. Philadelphia, PA: Saunder's; 2005.

2）O'Rourke R, Walsh R, Fuster V. Hursts's The Heart, Manual of Cardiology. 12th ed. New York: McGraw-Hill; 2008.

休克患者应使用哪种强心药和升压药?

关键概念	缩血管药物和肌力药物(正性或负性)常用于心血管病治疗(如休克或心力衰竭)。药物的选择取决于药效学和患者的体质。
病史	疲乏,精神状态改变,虚弱,发汗,胸痛,腹泻。
体格检查	心血管系统:心动过速,脉压小,低血压,脉弱。 呼吸:快而浅的呼吸。 肾脏:少尿。 EXT:皮肤湿冷。
影像	参考 Swanz-Ganz 导管章节以判读临床征象。
综合分析 (续下页)	**CG-SHOCK**=心源性休克。 **SEP-SHOCK**=感染性休克。 **VAS**=缩血管药物(多巴胺,肾上腺素,去甲肾上腺素,去氧肾上腺素,血管加压素)。 **INO**=正性肌力药物(多巴酚丁胺,米力农)。 **DA**=多巴胺起始剂量为 $2.5\mu g/(kg \cdot min)$,滴定范围可以根据效应从 $0.5\mu g/(kg \cdot min)$ 到 $20\mu g/(kg \cdot min)$。 **NE**=去甲肾上腺素:起始剂量为 $0.1\mu g/(kg \cdot min)$,滴定范围可以根据效应从 $0.1\mu g/(kg \cdot min)$ 到 $1\mu g/(kg \cdot min)$。 **PE**=去氧肾上腺素:起始剂量为 $1.0\mu g/(kg \cdot min)$,滴定范围可以根据效应从 $0.5\mu g/(kg \cdot min)$ 到 $5\mu g/(kg \cdot min)$。 **EP**=肾上腺素:起始剂量为 $0.05\mu g/(kg \cdot min)$,滴

综合分析 （接上页）	定范围可以根据效应从 $0.03\mu g/(kg \cdot min)$ 到 $0.1\mu g/(kg \cdot min)$。 **VP**=血管加压素：起始剂量为 $0.04U/min$，滴定范围可以根据效应从 $0.01U/min$ 到 $0.07U/min$。 **DB**=多巴酚丁胺：起始剂量为 $5\mu g/(kg \cdot min)$，滴定范围可以根据效应从 $2.5\mu g/(kg \cdot min)$ 到 $20\mu g/(kg \cdot min)$。 **MR**=米力农：起始剂量为 $0.5\mu g/(kg \cdot min)$，滴定范围可以根据效应从 $0.375\mu g/(kg \cdot min)$ 到 $0.75\mu g/(kg \cdot min)$。
点睛	**CG–SHOCK=INO 或 DA/EP** **SEP–SHOCK=VAS**
讨论	根据休克的类型进行治疗，休克包括低血容量性休克、心源性休克和分布性（感染性、过敏性、神经源性）休克。
关键点	休克的严重性取决于血容量丢失的多少，分为以下 4 期： 1 期：小于 15%（750mL） 2 期：15%~30%（750~1500mL） 3 期：30%~40%（1500~2000mL） 4 期：40%~50%（大于 2L）
参考文献	1）Mullner M, Urbanek B, Havel C, et al. Vasopressors for shock. Cochrane Database Syst Rev. 2004 Nov;32(11 Suppl):S455–465. 2）Lollgen H, Drexler H. Use of inotropes in the critical care setting. Crit Care Med. 1990 Jan;18(1 Pt 2):S56–S60.

应该使用哪种静脉抗高血压药物?

⚬━○ **关键概念**	通过不同机制降低血压的静脉抗高血压药物种类很多,最终目标是阻止靶器官损害的终点。
病史	患有某些疾病的患者不能使用或耐受药物治疗,这些疾病包括脑梗死,肺水肿,高血压急症,脑病,慢性心力衰竭,颅内出血,主动脉夹层和子痫等。
体格检查	神经系统:精神状态改变,脑病,乏力,震颤抽搐。 心血管系统:胸痛。 呼吸:抽泣型呼吸,呼吸急促。
影像	Swanz-Ganz 导管评价血流动力学状态。
综合分析 (续下页)	**HF**=心力衰竭。 **HTN**=高血压。 **HTN-EM**=高血压急症。 **ISCH**=缺血。 **PREG**=怀孕/子痫。 **VEN**=静脉血管扩张剂。 硝普钠:起始量为 $0.25\mu g/(kg\cdot min)$,每 5 分钟增加剂量,最大量 $10\mu g/(kg\cdot min)$。 硝酸甘油:起始量为 $2.5\mu g/(kg\cdot min)$,每 5 分钟增加剂量,最大量 $200\mu g/(kg\cdot min)$。 **BETA**=β-受体阻滞剂。 拉贝洛尔:20mg 静脉负荷量, 可以重复给予,每 10 分钟增加剂量(最大 8mg)直到起效,然后每 6 小时可重复给予(静脉负荷量后开始以 0.5mg/min

综合分析 (接上页)	滴注,然后根据效应调整速度,最大量 2mg/min)。 或者艾司洛尔:按 500μg/kg 给予负荷量,然后起始以 50μg/(kg·min),每 5 分钟增加剂量,最大量 300μg/(kg·min)。 **CCB**=钙通道阻滞剂。 尼卡地平:起始 5mg/h,每 5 分钟后按 2.5mg/h 增加剂量,最大量 15mg/h。 地尔硫䓬:静脉负荷量 15mg,然后起始以 5mg/h,每 5 分钟后增加剂量,最大量 15mg/h。 维拉帕米:静脉负荷量 5mg,然后每 4 小时增加 2.5mg 直到起效,最大量为每 6 小时 10mg。 **A−VAS**=动脉/血管扩张剂。 肼屈嗪:静脉或肌注负荷量 10mg,然后每 6 小时增加 10mg 直到起效,最大量为每 6 小时 50mg。
点睛	**HTN+HF/ISCH=VEN/BETA** **HTN−EM=BETA/CCB** **HTN+PREG=A−VAS**
讨论	药物选择根据血流动力学、副作用和利用度决定。
关键点	口服降压药的降压速度比静脉降压速度慢。
参考文献	1) Zigmont EA, Connelly JF. Intravenous antihypertensive agents for patients unable to take oral medications. Am J Health Syst Pharm. 1995 Jul 15;52(14):1514–1516.

如何将心脏药物从静脉用法转为口服?

关键概念	现病史:患者能否口服药物或者鼻饲?
体格检查	生命体征:目前的治疗能否控制血压和心率?
综合分析	**ENAL**=依那普利。 **FUR**=呋塞米。 **HYD**=肼屈嗪。 **LABE**=拉贝洛尔。 **LEVTHY**=左甲状腺素。 **MET**=酒石酸美托洛尔。
点睛	静脉转口服比例: **ENAL**=1:8 **FUR**=1:2 **HYD**=1:2 **LABE**=1:4 **LEVTHY**=1:2 **MET**=1:2.5
关键点 (续下页)	以下药物不能碾碎服用: ●硝苯地平控释片,可使用氨氯地平(洛和喜)替代。 ●硝苯地平平片不被推荐, 由于有潜在血压突然下降以致冠状动脉窃血或卒中的风险。 ●单硝酸异山梨酯(依姆多),可使用硝酸异山梨酯(消心痛)替代。

关键点 (接上页)	●琥珀酸美托洛尔(美托洛尔缓释片),使用酒石酸美托洛尔(倍他乐克)替代。 ●美托洛尔缓释片可以掰开服用,但不可以碾碎。
参考文献	1) Lexi–Comp, Inc. (Lexi–Drugs™). Lexi–Comp, Inc. May 1, 2009.

妊娠及哺乳期间可以使用哪些治疗心脏病的药物?

关键概念	美国食品和药物管理局(FDA)对母亲在妊娠期间应用药物对胎儿造成危害的风险有一个评估。
病史	HPI:患者妊娠多少周?
综合分析 (续下页)	**A 类**:妊娠分级 A 级=安全=人群研究显示,在妊娠初三个月和妊娠末三个月,不会对胎儿造成危害。 **B 类**:妊娠分级 B 级=可能安全=动物生殖研究不能证实对胎儿有危害,缺乏足够病例的怀孕妇女的对照研究或动物实验显示有一定的副作用,但足够病例的怀孕妇女的对照研究不能证实对妊娠初期、中期和后期的胎儿造成危害。 **C 类**:妊娠分级 C 级=可能产生风险但通常优势更明显=动物生殖实验证实了对胎儿的副作用,但缺乏足够的在人群中的对照研究,仅在权衡药物对胎儿的利大于弊后给予。 **D 类**:妊娠分级 D 级=存在风险但高效益可能大于风险=基于来自研究性、商业性实验或人群研究的副反应数据,有肯定的证据证实对人类胎儿的危害。尽管有害,但对孕妇有潜在的益处,因而使用。 **X 类**:妊娠分级 X 级=存在严重的危害=禁用。 **BFY**:可以哺乳;**BFN**:不能哺乳;**BFU**:未知。 **AMIO**:胺碘酮;**AML**:氨氯地平;**ASA**:阿司匹林;**ATEN**:阿替洛尔。 **ATOR**:阿托伐他汀;**CAPT**:卡托普利;**CARV**:卡

综合分析 （接上页）	维地洛;**DIG**:地高辛。 **DILT**:地尔硫䓬;**ENAL**:依那普利;**FLEC**:氟卡尼;**FUR**:呋塞米。 **HYDR**:肼屈嗪;**LABE**:拉贝洛尔;**LIDO**:利多卡因;**LISIN**:赖诺普利。 **MDOPA**:甲基多巴;**METO**:美托洛尔;**NIFED**:硝苯地平;**PROC**:普鲁卡因胺;**PROPF**:普罗帕酮;**PROP**:普萘洛尔;**Q**:奎尼丁。 **SIM**:辛伐他汀;**SOT**:索他洛尔;**VERA**:维拉帕米;**WAR**:华法林。
点睛 （续下页）	AMIO = D + BFN AML = C + BFU ASA = C + BFY(小剂量) ATEN = D + BFY(警惕心动过缓) ATOR = X + BFN CAPT = C/D(妊娠中期、后期)+ BFY CARV = C/D(妊娠中期、后期)+ BFU DIG = C + BFY DILT = C + BFU ENAL = C/D(妊娠中期、后期)+ BFY FLEC = C + BFY FUR = C + BFY HYDR = C + BFY LABE = C + BFY LIDO = B + BFY LISIN = C/D(妊娠中期、后期)+ BFY DOPA = B + BFY METO = C/D(妊娠中期、后期)+ BFY

E **点睛** （接上页）	**NIFED = C + BFU** **PROC = C + BFY** **PROPF = C + BFU** **PROP = C/D**（妊娠中期、后期）**+ BFU** **Q = C + BFY** **SIM = X + BFN** **SOT = B/D**（妊娠中期、后期）**+ BFU** **VERA = C + BFY** **WAR = D/X + BFY**
讨论	在妊娠期间应用产前维生素是安全的，没有足够的证据保证中草药制剂的安全性。
关键点	妊娠分级 X 级：动物生殖研究或人群研究已证实可导致胎儿异常，和（或）基于研究性及商业性实验，有肯定的证据证实对人类胎儿的危害，而且该药物对孕妇的应用，其危险明显大于任何有益之处。
参考文献	1) Sannerstedt R, Lundborg P, Danielsson BR, et al. (February 1996). "Drugs during pregnancy: an issue of risk classification and information to prescribers". Drug Saf. 14(2):69–77. 2) Zipes D, Braunwald E. Braunwald's Heart Disease. 8th ed. Chicago: Saunders. 3) Briggs G, Freeman R, Yaffe S. Drugs in Pregnancy and Lactation. 7th ed. Philadelphia: Lippincott Williams Wilkins.

安排造影剂过敏患者进行造影检查时该如何处理?

关键概念	过敏反应最常见于高渗透性的离子型造影剂,而极少见于低渗透性的非离子型造影剂。瘙痒和风疹是最常见的过敏反应。
病史	HPI:患者发生哪种类型的过敏反应? 给予患者哪种类型的造影剂? 过敏反应持续了多长时间?
体格检查	精神状态是否有改变。 瘙痒,风疹。 心动过速。 呼吸急促。 恶心/呕吐/腹泻。
综合分析 (续下页)	**ELCE**=择期对比剂暴露。 **URCE**=急诊对比剂暴露。 **IVNS–EL**=对于没有明显心力衰竭或容量负荷过重的患者,在造影术前至少 2 小时和术后 12 小时给予生理盐水 (0.9%氯化钠溶液) 静脉点滴,以 1mL/(kg·h)的速度泵入。 **PRED–EL**=在造影术前 12 小时和 2 小时各给予泼尼松 50mg 口服一次。 **DPHD–EL**=在造影术前 12 小时和 2 小时各给予苯海拉明 50mg 口服一次。 **FAMO–EL**=在造影术前 12 小时和 2 小时各给予法莫替丁 20mg 口服一次。 **DMMP–UR**=在造影术前紧急给予地塞米松 8mg 静脉注射一次或甲泼尼龙 40mg 静脉注射一次。

综合分析 （接上页）	**DPHD–UR**=在造影术前紧急给予苯海拉明 50mg 静脉注射一次。 **FAMO–UR**=在造影术前紧急给予法莫替丁 20mg 静脉注射一次。
点睛	**ELCE =IVNS –EL +PRED –EL +DPHD –EL + FAMO–EL** **URCE=DMMP–UR+DPHD–UR+FAMO–UR**
讨论	既往对造影剂过敏的患者中,60%会在再次应用造影剂时发生过敏反应。造影术中尽可能选择低渗透性造影剂,以降低再次发生过敏的风险。造影剂过敏相关的死亡率极低(1/40 000)。
参考文献	1) Brockow K, Christiansen C, Kanny G, Clement O, Barbaud A, et al. Management of hypersensitivity reactions to iodinated contrast media. Allergy. 2005;60:150–158.

存在与胺碘酮相互作用的药物时,胺碘酮的起始剂量是多少?

⚷ 关键概念	胺碘酮属于Ⅲ类抗心律失常药物,可以与其他药物相互作用,增加副作用的风险。
病史	现病史:患者开始使用胺碘酮的时间。 既往史:心力衰竭、肺部疾病、肝脏疾病或甲状腺疾病。 个人史:吸烟、酗酒史。
体格检查	心悸、胸痛、呼吸衰竭。
心电图	QT间期延长。
综合分析 (续下页)	**AMIO**=胺碘酮。 **QTD**=QT间期药物:是一类可以延长QT间期的药物,在加用胺碘酮时这种作用会更加明显。QT间期延长会增加发生致命性尖端扭转型室速的可能性。在QT-c相关章节列举了延长QT间期的药物。经典的例子包括唑类抗真菌药物、氟喹诺酮类药物、大环内酯类抗生素、奎尼丁以及普鲁卡因胺等。 **AVN**=房室结药物:是一类具有负性变时和(或)具有减慢房室结传导作用的药物。这种作用可以在加用胺碘酮后被诱发,并可以导致严重的心动过缓或高度房室传导阻滞。此类中的经典药物包括β-受体阻滞剂和钙通道阻滞剂,如地

✕✕ 综合分析 （接上页）	尔硫䓬等。 **CSA**=环孢菌素：使用胺碘酮可以增加体内环孢菌素和肌酐的水平。 **DIG**=地高辛：使用胺碘酮可以增加体内地高辛的水平。 **PNY**=苯妥英：使用胺碘酮可以增加体内苯妥英的水平。 **WAR**=华法林：使用胺碘酮可以提高 INR（国际标准化比值）。 **AVOID**=尽可能避免联合应用。若不能避免联合应用，应严格监控胺碘酮的副作用。 **HALF**=半量使用：减少 50%胺碘酮用量。 **MONITOR**=监控胺碘酮的副作用。尤其是心率、QT–c 间期和 PR 间期。对于环孢菌素、地高辛、苯妥英和华法林等药物，应监测其体内药物浓度或 INR 值。如有必要，可减少胺碘酮和(或)上述药物的用量。
E 点睛	**AMIO + QTD = AVOID** **AMIO + AVN = MONITOR** **AMIO + DIG / WAR = HALF + MONITOR** **AMIO + CSA / PNY = HALF + MONITOR**
讨论	胺碘酮是细胞色素 P450 3A4 酶系统和 p 糖蛋白的抑制剂，导致多种药物相互作用。胺碘酮可在肝脏代谢并完全排出，其半衰期为 60 天。

☠ 禁忌证	禁用胺碘酮的情况： ●心源性休克； ●显著的窦性心动过缓； ●二度或三度房室传导阻滞； ●对碘或胺碘酮过敏。
⬭ 关键点	存在多种与使用胺碘酮有关的严重副作用，包括房室传导阻滞、心动过缓、充血性心力衰竭、过敏性肺炎、肺间质纤维化、甲状腺功能亢进、甲状腺功能减退、肝功能衰竭、视神经炎、视力障碍。
📚 参考文献	1）Amiodarone （Cordarone）Package Insert – Wyeth Pharmaceuticals, May 2009. 2）Chitwood KK, et al. Cyclosporin–amiodarone interaction. Ann Pharmacother. 1993;27(5):569–571. 3）Arizona CERT. QT Drug Lists. www.qtdrugs.org.

磺胺类药物过敏患者应选用哪种利尿剂?

⚗️ 关键概念	反复暴露于过敏原,例如磺胺类药物,会加重过敏反应。
📋 病史	现病史:对过敏反应的描述,过敏反应与药物的时间关系。 过敏反应通常表现为在初始用药 1~3 天内出现斑丘疹或荨麻疹,并能够在停药后自行消退。反复暴露于过敏原会加重过敏反应。 应用磺胺类药物可能引起严重的迟发型超敏反应(Stevens-Johnson 综合征,又称重症多形性红斑)。虽然重症反应极为罕见,但不幸的是这种过敏所致死亡的情况无法预测。
✖️ 综合分析	**MILD SULFA**=轻度磺胺过敏的患者。这一类中也包括对含有磺胺的药物产生轻微的反应,如轻微的瘙痒或风疹等。 **SEV SULFA**=重度磺胺过敏的患者。包括对磺胺过敏或发生类似 Stevens-Johnson 综合征的患者,禁忌应用磺胺类药物。 **LD**=含有磺胺的袢利尿剂(如呋塞米、托拉塞米、布美他尼等)。 **TD**=噻嗪类利尿剂极少再对磺胺过敏的患者引起过敏反应,可以安全使用(如氢氯噻嗪、氯噻嗪、美托拉宗等)。 **EA**=依他尼酸=是唯一不含磺胺基团的袢利尿剂,对于重度磺胺过敏的患者可以考虑。

E 点睛	**MILD SULFA = LD 或 TD** **SEV SULFA = EA 或 TD**
讨论	袢利尿剂与含有半磺胺基团的药物（如常常引起过敏反应的磺胺类抗生素）很少发生交叉过敏反应，因此可以在轻度磺胺过敏的患者中尝试使用。依他尼酸是唯一不含磺胺基团的袢利尿剂，可以用于重度磺胺过敏的患者。 磺胺过敏通常与含有磺胺基团的药物有关，但是存在以下几类独特的磺胺基团： （1）磺酰芳胺类，包括磺胺基团的抗生素（甲氧苄啶–磺胺甲基异噁唑、磺胺异噁唑、氨苯砜）。 （2）非磺酰芳胺类，包括碳酸酐酶抑制剂（乙酰唑胺），袢利尿剂（呋塞米、布美他尼、托拉塞米），噻嗪类利尿剂（氢氯噻嗪），磺酰脲类（格列苯脲、格列吡嗪），COX–2 抑制剂，蛋白酶抑制剂。 （3）含有半磺胺基团，包括伊布利特、索他洛尔、舒马曲坦。
关键点	尽管袢利尿剂较少出现交叉过敏，但有重度磺胺过敏或多重药物过敏的患者发生过敏反应的风险更高。
参考文献	1) Johnson JJ, Green DL, Rife JP, Limon L. Sulfonamide cross–reactivity: fact or fiction? Ann Pharmacother. 2005; 39:290–301. 2) Furosemide （Lasix®） Package Insert–Sanofi Aventis, September 2008. 3) Bumetanide Package Insert–Bedford Labs, June 2005.

索 引